第一次做妈妈

柏燕谊 著

译林出版社

图书在版编目（CIP）数据

第一次做妈妈 / 柏燕谊著．—南京：译林出版社，2015.7
ISBN 978-7-5447-5321-0

Ⅰ.①第… Ⅱ.①柏… Ⅲ.①妊娠期－妇幼保健－基本知识
②婴幼儿－哺育－基本知识 Ⅳ.①R715.3②TS976.31

中国版本图书馆CIP数据核字（2015）第049537号

书　　名	第一次做妈妈	
作　　者	柏燕谊	
责任编辑	陆元昶	
特约编辑	段颖龙	
出版发行	凤凰出版传媒股份有限公司	
	译林出版社	
出版社地址	南京市湖南路1号A楼，邮编：210009	
电子信箱	yilin@yilin.com	
出版社网址	http://www.yilin.com	
印　　刷	三河市祥达印刷包装有限公司	
开　　本	960×640毫米　1/16	
印　　张	15	
字　　数	128千字	
版　　次	2015年7月第1版　2015年7月第1次印刷	
书　　号	ISBN 978-7-5447-5321-0	
定　　价	24.80元	

译林版图书若有印装错误可向承印厂调换

从潇洒干练的"白骨精"转变成孕妈妈,再从孕妈妈转变成名副其实的新妈妈,这一系列的角色变化,你准备好了吗?自己角色的变化随之带来了与周围人相处之道的改变,这其中的预习工作你准备好了吗?本书详细讲述了新妈妈角色转变后的诸多问题以及应对方法,希望能给准妈妈和新妈妈们指点迷津。

目录 Contents

序　言 | 燕谊写给新妈妈的私信……………1

第一章 | 新妈妈和老公的关系……………1
　　生完孩子和谁睡……………3
　　三口之家也可以二人世界……………14
　　对待丈夫要比孩子好……………23
　　夫妻吵架要挑地方……………31

第二章 | 新妈妈和婆婆的关系……………39
　　婆婆不比亲妈……………41
　　羡慕嫉妒恨，宝宝和奶奶亲……………50
　　新妈妈与婆婆，新旧观念大冲撞……………59
　　巧妙改善婆媳关系……………70
　　嘴甜的媳妇没亏吃……………78

第三章 | 新妈妈和孩子的关系……87

孩子不离身，是你需要还是孩子需要……89
妈妈的坏情绪会第一个传递给孩子……97
亲子关系的培养是孩子成长的奠基石……107
孩子禁不住你全部的爱……117
孩子不是你的私有物品……125

第四章 | 新妈妈和自己的关系……135

身材的变化动摇了你的自信吗……137
从女孩儿到女人的蜕变……145
不同的角色，不同的自己……154
我的生活我做主……163
生完孩子傻三年，是真的吗……171

第五章 | 新妈妈面对"新职场"……181

小心老板说你"不务正业"……183
当照顾宝宝与发展前途"撞车"……192
好员工未必是坏妈妈……202
在职场中找寻人生的另一个亮点……210
大家都加班，你走吗……219

序 言

燕谊写给新妈妈的私信

亲爱的新妈妈:

有一天,当上帝将一个小生命送给你,或许你从此就不再是你。

世界的颜色变得柔美了,社会的复杂变得没有意义,再看曾经有过的许多欲望都觉得那么幼稚,一切都改变了,一切的改变都因为有了新生命。

曾经想过,把一切都留给那些喜欢社会竞争的人吧。而你,只要有宝宝的陪伴便好,你愿意每日陶醉在宝宝温柔的笑容中。

不记得在哪里看过这样一句话:爱是成长的动力。

随着对宝宝的爱不断地加深,看着宝宝一天天成长的变化,初为人母的喜悦和不愿分离之情突然间又有了变化。

你想为宝宝创造更多美丽的东西,让宝宝拥有更好的资源,你想让宝宝为妈妈感到骄傲。

因此你鼓起斗志回归社会，希望继续在社会的舞台上有一番精彩的表现。

然而，社会好似不是你期待的那样对你的回归充满了热情，不知为何，才短短不到两年的时间，仿佛一切都变得那么陌生。

跟不上时尚的话题，找不到适合自己的社会定位，工作的节奏也好像快了几个节拍，而除了外部社会的一切压力之外，在内部家庭中，还要面对宝宝不愿与你分离的痛哭，宝宝断乳的痛苦，等等。一切一切都混乱了。崩溃的你本想和亲爱的丈夫倾诉，却发现甚至就连一向对自己理解照顾的老公也仿佛成了最熟悉的陌生人。

迷茫，纠结，痛苦，挣扎，冲突，产后抑郁不期而至。

很多新妈妈面对自己初为人母的幸福和再入社会的痛苦都会有类似上述的情况。为什么我们的新妈妈会如此辛苦，如此纠结，真的是我们年轻的妈妈们太过软弱？真的是这个社会太不包容？

我认为都不是。

随着经济的发展，整个社会的人文环境和集体价值观也发生了很大的变化，而这个变化直接影响着我们可爱的新妈妈们对于自己和孩子的期待。如果这个期待偏执于世俗的成功，或者偏执于守候暂时的愉悦感受，我们就会迷失自己，找不到方向。

每一个母亲都随着孩子的诞生而获得了一次重新整合自己的机会；伴随着孩子的成长，每一位母亲其实也都在弥补自己成长中的遗憾。然而很多新妈妈没有掌握这其中的奥妙，白白地浪费了一次涅槃的机会。

从这些新妈妈不断出现在我面前开始，我关注起女性的角色转换问题。女性要承担的职责真是太多了，在做妻子、孕妇、新妈妈的同时，你还是儿媳妇、女儿、职业女性，甚至更多。这几个角色的转换，加上女性特殊的生理结构，激素的改变等，造成了女性容易焦虑、抑郁，最重要的是：我们是否还能够做回曾经的自己？

不用质疑，你必须做自己！

不要怕，孩子的成长也恰好是女人走向成熟的捷径，孩子是我们最好的镜子和老师。只要学会处理方法，任何问题都能够很好地沟通解决。你也能够更成熟、更优雅、更迷人！

本书中的问题有的来自咨询案例，有的来源于微博私信，有的是闺蜜的私房话，都是新妈妈们最切实的困扰，但愿这本书能帮亲爱的你走出困扰，做回自己！

柏燕谊

2013 年 11 月

Part One

新妈妈和老公的关系 | 第一章

在孩子呱呱坠地的那一刻
你的身份立刻升级为妈妈了
再也不是依偎在丈夫怀里的娇妻
因为有个弱小的生命靠你来照顾
尤其在夜间,没有家人或保姆的帮助……

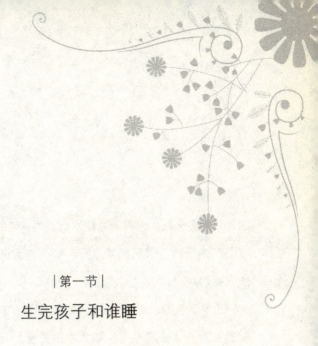

| 第一节 |

生完孩子和谁睡

在孩子呱呱坠地的那一刻,你的身份立刻升级为妈妈了,再也不是依偎在丈夫怀里的娇妻,因为有个弱小的生命靠你来照顾。尤其在夜间,没有家人或保姆的帮助,你只能靠自己来"玩转"这个麻烦的小家伙了,尽管一宿要醒来多次,但强烈的母爱和责任感让你不辱使命。不过除此之外,丈夫的鼾声、拥挤的床、微亮的小夜灯都影响着你的睡眠质量。你就站在崩溃边缘……

最容易被忽视的生活细节

生完孩子和谁睡?有人可能会认为:这么简单的问题还用问吗?当然还跟原来一样!或者有人会认为:一定要跟丈夫

睡，否则会失眠。也有人可能这样认为：当然跟孩子睡，方便夜里起来给孩子喂奶和换尿布。那么你会选择夜里跟谁睡一张床呢？

这些回答都没错，但是随着社会角色的转变，我们习以为常的生活方式往往不得不随之发生变化。看似渺小或简单的问题，其间蕴藏着诸多矛盾，处理不好的话往往使得本来就疲惫不堪的新妈妈更加应接不暇，反过来，如果处理妥当的话，则可以减轻身心疲惫的感觉。你相信吗？

原来睡觉也是个麻烦事

曾经有这样一位年轻女性来找我做咨询。她叫文芳，三十出头，但蜡黄的面色和憔悴的面容让她看起来将近四十的样子。文芳说自己已经半个多月几乎每天的睡眠都没有超过三个小时了，而让她如此纠结难以入睡的原因是：丈夫出轨了。

事情还要从六个月前说起。

六个月前，文芳诞下了一个可爱的孩子，全家人顿时陷入一片喜悦和幸福的气氛之中。但好景不长，麻烦接踵而至。

文芳生完孩子后和丈夫商议，决定由文芳全职在家照顾孩子，虽然这样的安排能够暂时缓解孩子到来后带来的一些问题，但家中的经济重担却全部落在了丈夫的身上。

　　起先这种男主外女主内的产后状态还是让小两口觉得很惬意，文芳在家中打理家务、照看孩子，丈夫下班后也能吃上热乎饭菜，又有一个可爱的小家伙笑啊闹啊，家里真是好不热闹。随着孩子的开销越来越大，家中的经济负担也更重了，丈夫更加努力地工作，常常是早出晚归，有时小两口一个礼拜也说不上几句话。

　　当然更重要的让小两口出现距离的还不是丈夫的工作，而是他们可爱的孩子，因为孩子成了夫妻俩的"第三者"。很多女人初为人母都会完全将自己沉浸在做妈妈的幸福感受当中，文芳也不例外。每一天和宝宝相处的时间虽然辛苦但是那么快乐幸福。然而这种幸福是需要代价的，那就是体力和精力的全部投入。文芳迅速地由一位妻子转变成为全心投入的称职妈妈。孩子越大越难带，文芳投入体力精力过度，导致自己疲惫不堪，有时候丈夫虽然挺早回家，但也不帮忙干任何家务，文芳就时不时会埋怨几句。

　　丈夫对文芳的埋怨还不是很介意，他其实也比较能够体谅文芳的辛苦，但是有一件事情丈夫多次赤裸裸地表达过不满，丈夫说："怎么你荣升成妈妈后，我被迫做了和尚？"为此事夫妻俩也没少"斗争"。最后的结果是丈夫提出了搬到另外一个房间去睡的要求,文芳自然也顺水推舟地同意了丈夫的提议。

之后的日子平静如水,当文芳觉得家庭生活重新找到了平衡点的时候,却发现了更严重的问题。

文芳无意中看到丈夫的手机中有一条语气暧昧的短信,这条短信触动了女人那根敏感的神经。随后的一段时间,文芳一直留意观察丈夫的一举一动,发现了收发得越来越频繁的暧昧短信和暧昧的QQ聊天记录,原来丈夫网恋了。此时的文芳心中百味杂陈,既有委屈又有愧疚。委屈的是自己如此为家尽心尽力,却换来丈夫的背叛;愧疚的是仔细寻思下来,确实自己太忽视和冷落丈夫了,才导致了今天这样的结果。她更加迷茫的是,自己的将来该怎样走下去,怎样才能挽回丈夫的心,怎样才能平衡家中的矛盾。为此,她走进了咨询室。

睡不好,三个人都矛盾

文芳的问题究竟是丈夫出轨,还是她没能平衡好自己在孩子和丈夫之间的情感天平?我认为这诸多矛盾的始作俑者其实是文芳自己。

粗略统计了一下,仅2011年上半年的咨询案例中,就有将近五分之一的案例是有关生完孩子后,新妈妈跟丈夫之间产生的诸多矛盾的。而很多矛盾的产生,都源于孩子刚刚降生时,三个人的角色定位没规划好,其中新妈妈需要处理的第一个棘手问题就是"你要跟谁睡"。

产后和谁睡也是有学问的,安排不恰当,不仅仅影响家人睡眠,更会对家人的心理造成伤害。

爸爸妈妈的心理矛盾

新妈妈在产后跟谁睡这个问题上,往往会产生选择性障碍。跟孩子睡,怕委屈了丈夫;跟丈夫睡,又担心照顾不好孩子。处于这种两难的境地,往往使新妈妈心力交瘁,顾此失彼恐怕在所难免了。这道选择题不仅仅针对新妈妈,新爸爸同样在寻找答案。想跟妻子睡,又怕打扰了孩子;想自己独睡,又担心冷落了妻子,"老婆孩子热炕头"一直是男人心中最理想的居家氛围,如今却也成为困扰男人的问题。

也许有人会马上反驳道,让孩子单独睡或者三个人一起睡不就解决了吗?错,事情远非如此简单!

为什么不能让孩子自己睡?

咨询者岩红确信"一定要陪孩子睡"这样的观点是正确的。岩红早在生育之前就一直关注这个问题,为此她经常在相关论坛潜水,还读了一些国外的育儿书籍。岩红最开始认为,让孩子单独睡可以从小培养孩子的独立性,而且和丈夫同睡可以增进夫妻感情,更何况生孩子之前就是夫妻一起睡,延续这样的生活习惯无可厚非。所以,岩红自从诞下孩子后,就一直让孩子单独睡自己的小床,并且是在自己的婴儿房中独睡。可是问题随之而来。夜间喂奶,岩红听到孩子的哭声要立即起床,披上睡衣,一路小跑赶到孩子的房间,抱起孩子再返回大床哺乳,哺乳后哄孩子睡熟才能再把孩子放回婴儿房中的婴儿床独睡,自己再揉着惺忪的睡眼回到大床继续睡。如此程序一夜要反复三次,实在扛不住的岩红终于妥协了,事实让她不得不陪孩子睡。

为什么不能三口子一同睡?

有的妈妈认为三个人一起睡最好了,既不冷落丈夫,又能陪伴孩子,两全其美。咨询者思雨对此极力反对,她现身说法告诉了身边初为人母的姐妹们,为什么不能三个人一起睡。思雨自从出了月子后就让孩子和自己以及丈夫睡在一张大床上,为了防止孩子坠床,她特意把孩子放在两个大人之间,这样既方便了夜间的哺喂,又能培养丈夫和孩子的亲子感情,这让思雨对自己的安排很是得意。可是好景不长,这样的安排依旧存在问题。思雨的孩子是个睡觉很轻的孩子，稍有动静就会影响到孩子的睡眠。可是三人同床翻身的时候难免会有响动，再加上爸爸的鼾声经常吵醒小家伙，忙着安抚孩子的思雨很难睡个安稳觉，儿子翻身，丈夫打鼾，都会惊醒睡意正浓的妈妈。丈夫这边同样不轻松，儿子不乐意的哭声也惊扰了丈夫的美梦，丈夫睡觉时也总提着根神经，既怕睡熟了再打呼噜影响母子俩，又怕睡熟了之后翻身压到孩子。真是苦了这对父母了！

为什么不能让孩子跟老人睡？

还有的妈妈因为孩子一直是奶粉喂养的，认为夜间如果是由老人（也就是孩子的爷爷奶奶或者姥姥姥爷）帮忙看护孩子的话，不用自己起来看孩子，岂不是什么麻烦都没有了吗？这样做同样不好，只不过这样做的弊端要有一段时间才能显现出来。在白天孩子是由母亲照顾，而在夜间是由老人照顾，造成了孩子生活环境的不统一。孩子往往会对夜间陪伴自己睡觉的人更加亲近，对于上班族妈妈来说，本来白天陪伴孩子的时间就少得可怜，夜间再不加以弥补的话，亲子关系从何建立呢？没有稳固的、良好的亲子关系做基础，孩子长大后就很难服从父母的管教，难道你指望老人承担起教育你的孩子的责任吗？所以说，孩子在夜间由老人来看护，是最要不得的做法，很可能对孩子造成终身的影响。

最科学的睡法

说来说去，很多妈妈也许更加困惑了，到底怎么睡，才是最妥当的安排呢？从科学的角度来讲，母亲应该跟孩子睡在一起，不仅仅为了方便哺乳，更重要的在于给予孩子安全感，且有利于亲子关系的建立。当孩子由于饥饿或恐惧而惊醒的时候，能够第一时间得到妈妈的安抚，对孩子人格稳定性的形成也是极为重要的。尤其是对于一岁以内的婴儿来说，他们正处于口欲期这个年龄段，需要在感到饥饿的时候能够得到妈妈及时的关注和哺喂。

那么怎样解决跟孩子睡会冷落丈夫的问题呢？

聪明的妈妈二者兼顾。

新妈妈出了月子以后最好和孩子一起睡一张床，让丈夫睡另外的房间或床。让孩子睡在自己的身边，不仅孩子有安全感，妈妈睡得也踏实，不用担心哺乳时手忙脚乱，以及孩子频繁踢被子的麻烦。和孩子睡是正确的选择，但同时丈夫的感受也不容忽视，如果顾此失彼，造成夫妻情感出现问题，那就得不偿失了。因为对于孩子来说，没有比家庭的完整和父母感情的和谐更重要的了。

培养丈夫与孩子的亲密关系

周末或者平日里晚间睡觉之前，可以以收拾家务为由，多让丈夫陪孩子玩耍。虽然繁重的工作让男人感到很累，但面对孩子的童真和笑容，想必每一位做父亲的，都不会拒绝。最好的办法是让丈夫承担起给孩子洗澡的工作，固定的时间，固定的工作，很快便能建立起丈夫的责任感和行为惯式。洗澡过程中父亲与孩子的肌肤接触，有利于父子之间亲密情感的建立。

变相补偿丈夫

对丈夫的温柔不一定都要在"温柔乡"里，日常生活中的一句夸赞、认可或感谢的话语，足以弥补分床而睡带给男人的心理上的失落感。也可以偶尔在周末时请老人来帮忙带孩子，夫妻二人出去安排一下自己的小生活，定期重温那得来不易的二人世界，绝对是你们俩心中再期盼不过的活动了。

"夫妻生活"不可少

分床睡并不是女人逃避"夫妻生活"的借口,男人的荷尔蒙决定了这项活动的重要性,聪明的女人即使是应付也会满足丈夫的需求,不给男人犯错误的机会!

找时间(比如孩子睡觉以后),找地点(比如另一间寝室),找"生活",一切都是可以精心安排的,就看你用心不用心了。

Tips

　　和丈夫分床睡时，最重要的是要让他体会到，他并没有失去妻子的重视和关爱，反而拾获了一份重要的责任感，从此他的生命中又多了一个心中的挚爱（孩子）。

　　1. 当丈夫帮你分担照顾宝宝的任务时，新妈妈应该及时夸奖或赞美他，比如，"谢谢亲爱的"或"还是你心疼我呀"……这样的夸赞是鼓励男人继续表现的"鼓舞剂"。

　　2. 当丈夫明示或暗示想要跟你亲热的时候，新妈妈切忌生硬拒绝，最好能够表现出你也很感兴趣的样子，哪怕只是温柔的眼神和微笑。这是加深夫妻亲密情感的"促进剂"。

　　3. 建立一种形式化的交流方式（最好有肢体接触），并且固定下来。比如在睡觉前可以给丈夫做做按摩或者挠挠背。这是让老公每天都期盼和逐渐习惯你的爱意的"稳固剂"。

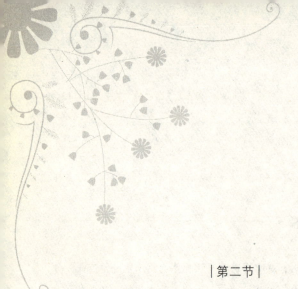

| 第二节 |

三口之家也可以二人世界

奶瓶、尿布和孩子哭闹的声音是不是已经成为新妈妈新生活的主旋律了呢?那个曾经与爱人携手漫步于夕阳之下,下班一起挤地铁回家,周末度假旅游无心家事的小女人去哪儿了呢?两种截然不同的生活状态,足以给来不及"转身"的新妈妈带来猝不及防的问题。

当心情感无疾而终

在一个阳光明媚的午后,一对中年夫妻走进了我的咨询室。虽然窗外的阳光很灿烂,但这对夫妻的面容却给人一种阴郁的感觉,究竟是什么事情困扰着他们呢?

丈夫一走进咨询室的门就迫不及待地说:"没什么可咨询

的,就是想离婚。"先生话音未落,妻子急忙搭腔:"你说他这个人是不是有毛病呀?问他也不说为什么,就是要离婚。好好的一家三口,突然要离婚!"此时,看到丈夫一脸漠然的表情,我决定对他们二人分开问询。

先是与妻子的交谈。妻子叫方青,今年三十二岁,去年刚刚喜得贵子,原本以为孩子的到来可以稳固家庭关系,没想到现在丈夫却天天喊着要离婚。事情还要从八个月前说起。在方青刚刚生完孩子的几个月里,丈夫一直沉浸在初为人父的兴奋与喜悦当中,这让方青感到无比欣慰,早把怀孕和生产过程中的痛苦抛到了脑后,一家三口幸福地享受着天伦之乐。可是渐渐地,方青发现了丈夫不知不觉中发生的变化,这种变化源于小两口关于结婚纪念日怎么过的一次争吵。那是他们夫妻俩结婚两周年的纪念日,丈夫提出暂时把孩子交给老人照看,两个人出去找点娱乐活动庆祝一下,而方青却放心不下孩子,说:"前两天刚给孩子庆祝完百天,就当也是庆祝了咱俩的结婚纪念日了吧。"丈夫说:"那怎么行,自从结婚后,你怀孕生子太辛苦了,今天一定好好补偿你一下。"妻子依旧为难地说:"还是在家过吧,我担心出去时间长了孩子会找我。"不知道这句话触怒了丈夫哪根神经,他突然没好气地吼起来:"孩子、孩子,你一天到晚还有点别的没有?"委屈的方青一下子哭了起来,争吵就此结束了。自此之后,丈夫就像变了一个人似的,对孩子的事情不再关注,对妻子的关心也荡然无存,早出晚归得像一部上班机器,就这样小两口又相安无事地过了四个月。渐渐地,方青发现丈夫回家的时间越来越晚,每次询问,丈夫不是说和同事聚餐就是说约了朋友打牌,这让方青起了疑心,难道是丈夫有了外遇?她开始偷偷查着丈夫的手机和行踪,一个月下来没有任何收获。倒是丈夫的牌瘾越来越大,甚至周末整宿地打牌,这让方青心里更是发毛,难道是丈夫嗜赌成性?后面的事情她简直不敢再想下去了。

方青问我:"您说我丈夫他不会是欠了什么高利贷吧?没有缘由地非要离婚,莫非是怕连累了我们娘儿俩?"在具体地了解了其他一些信息后,我又开始了与她丈夫的谈话。

丈夫对于离婚的原因只有一句话,那就是:"过得没意思。"丈夫无奈地描述了他们夫妻二人自有了孩子之后的生活状态。起初自己确实因为升级为父亲而激动兴奋,感觉每天都是新鲜的,有了孩子以后家中充满了欢乐,因此特别感谢妻子。就在结婚纪念日那天,丈夫想安排一些特别的活动,也算是让妻子放松放松,回味一下二人世界的温馨。所以丈夫提前预订了一家非常有格调的高级西餐厅,想带妻子去享用烛光晚餐,然后看场久违的电影,以此来庆祝他们的结婚纪念日。没想到,妻子对自己的苦心安排毫不领情，却对那个仅仅来到这个家几个月的小家伙恋恋不舍，这让丈夫很生气。丈夫更加忍受不了的是，每天妻子都重复地做着同样的事情：早上一起床就给孩子把屎把尿，然后喂水喂奶，出门晒太阳，哄孩子睡觉，下午喂辅食水果，洗尿布奶瓶，做饭收拾屋子，最后睡觉……就这样数月如一日。妻子跟丈夫的交流更是无法跟从前相比，可以说在妻子眼里，丈夫可有可无，而孩子才是她的中心。丈夫哀怨地说："您说，这样的日子还能过吗？活活憋闷死。既然妻子已经不需要我了，那还在一起干吗呀！"

你是否也对此状态感到熟悉呢？很多新妈妈在突然改变了社会角色之后，往往容易沉浸在新的角色当中，难以自省，而忽略了身边很多很重要的人。殊不知，这种疏忽对家庭、对情感来说也许会造成致命的伤害。那么这种危险的隐患，应该怎样来防范呢？

寻找曾经的浪漫

什么是浪漫？

如果有人问你，什么是浪漫，你会怎样回答？也许很多人会想起那句经典的歌词:"我能想到最浪漫的事,就是和你一起慢慢变老。"这首歌可以说是家喻户晓了,那么歌中所唱之景真的就算浪漫了吗?何时起在我们的浪漫记忆中就只剩下"醉里吴音相媚好,白发谁家翁媪"的情景了呢?这样的浪漫对于步入黄昏的人来说,可以称为浪漫,但对于朝气蓬勃的年轻人来说,却会乏味。

回忆浪漫,心底的记忆若隐若现地浮现出来。原来浪漫是"一骑红尘妃子笑,无人知是荔枝来"的惊喜与满足;浪漫是"在天愿作比翼鸟,在地愿为连理枝"的海誓山盟;浪漫是"五花马,千金裘,呼儿将出换美酒,与尔同销万古愁"的大气豪迈;浪漫更是"停车坐爱枫林晚,霜叶红于二月花"的闲情雅致。试想一下这种浪漫的感觉在你的生命当中已经消失了多久呢?虽然浪漫不当吃不当喝,更不能当钱花,但没有浪漫你也许会失去更多难得的、宝贵的东西。

怎样寻找浪漫?

回过头来看一看方青每天的日程表吧,一成不变的生活带给夫妻双方的是疲惫,是倦怠,是死气沉沉。这样的生活,谁愿意多过一天呢?所以需要改变的不仅仅是丈夫,新的变化更应该由妻子方青来带头实现。

相信每对夫妻之间都曾经是充满激情、浪漫和活力的,其实他们也完全有能力将这种美好的生活状态延续到有了孩子以后。面对孩子,你们是爸爸和妈妈,面对彼此,你们依旧是对方眼中的司马相如和卓文君。想要重拾曾经的浪漫,最重要的是尊重和体谅对方,可以刻意安排一些浪漫的事情,但这一定要让对方感觉到舒服,而不是只想去应付。面对丈夫抛来的浪漫的橄榄枝,不要轻易拒绝,因为你拒绝的不是浪漫,而是丈夫的心。

做个会平衡的魅力女人

不要自寻烦恼

都说做男人难,其实做女人更难。做女孩儿时为了学业和早恋左右为难;初涉职场为了加班和恋爱左右为难;初为人妻为了家庭和事业左右为难;初为人母为了老公和孩子左右为难……可以说,每个阶段的女人,由于扮演着不同的角色,都需要平衡好各个角色给自己带来的压力。

我经常听到我所接触到的女性咨询者有类似这样的抱怨:"都说女人善变,我感觉男人更善变。结婚之前和结婚之后,怀孕的时候和生完孩子之后,怎么就不像一个人呢!恋爱追求你的时候可以说是千依百顺,可一旦领了结婚证,就不再视你为掌上的公主了,对你的关怀和照顾也开始松懈。怀孕的时候鞍前马后地张罗一切家务,一旦孩子降生,就变成甩手掌柜,什么也不管了……自己不光身体累,精神上更是不敢松懈:恋爱时防情敌,结婚以后防第三者,怀孕时担心丈夫出轨,生完孩子更担心丈夫嫌弃自己走形的身材……"

其实这些烦恼都是女人自找的,也可以说是在两性情感的发展过程中,女人因为过分感性而顾此失彼造成的。

当孩子这个"第三者"闯进夫妻俩的二人世界以后,多数丈夫就开始觉得自己要被排挤出原本与妻子相依相守的幸福生活了。所以现状就变成了:孩子需要母亲的照顾,丈夫也需要妻子的关注。显然女人就成了三个人中最重要也最权威的人了,但家中的焦点时常也是这个小群体的矛盾点。这个时期的女人普遍会低估丈夫的能力,认为只有自己才能给孩子最好的照顾,便会有意无意地排斥丈夫。所以做个会"平衡"的女人尤为重要,可以在无形中避免给自己惹麻烦。那怎样才能在孩子与丈夫之间找到平衡点呢?

抓住每日的黄金时间

夫妻双方对彼此的世界保持兴趣是非常重要的,这样才能给爱情保鲜。当丈夫下班走进家门的时候，妻子一定非常迫切地想要向丈夫汇报这一天中关于孩子的趣事，丈夫也一定想要告诉妻子在这一天的工作中发生了多少新鲜事。这是增进夫妻双方关注度和了解度的黄金时间，新妈妈切勿错失良机！

共度浪漫周末

新妈妈们在周末可以将孩子暂时托由父母照顾，要相信孩子的爷爷奶奶或姥姥姥爷对孩子的爱并不比妈妈少，他们同样不会疏于对孩子的照顾。而新妈妈自己则应该抓紧难得的假日，弥补平日对丈夫的冷落和疏忽。

Tips

　　想要做个有魅力的、会平衡的新妈妈,归根结底是要学会把二人世界的爱分配到三口之家的生活当中,要知道,三口之家并不妨碍你们的二人世界。

　　1. 可以利用每天下班后的时间,分工合作。一个人照顾孩子,一个人做家务。等到孩子睡觉以后,不是又有了二人世界的时间吗?

　　2. 不要把你的丈夫排除在你和孩子的圈子之外,也要让他与孩子建立起属于他们的特殊关系,丈夫与孩子同样需要"二人世界"的磨合。

　　3. 平时多一些温馨语言,多一些对彼此的关注,哪怕是一个疼爱的眼神,一件并不十分贵重却充满爱意的小礼物。谁又能说这种心与心之间、灵魂深处的默契不是另一种"二人世界"的享受呢?

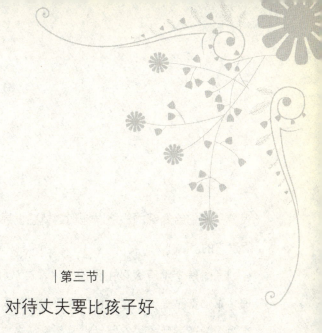

| 第三节 |

对待丈夫要比孩子好

当你正处于热恋期或者新婚不久的时候,如果有人问你"你最在乎谁"或者"你最爱的人是谁",我想大多数女性都会异口同声地回答是"我的那个他"。但如今换了个角色的新妈妈,如果同样是回答这个问题,我想多半会说:"当然是孩子了。"

这个"第三者"的威胁有点儿大

我有一个特别要好的女性朋友叫王丽,她的丈夫安伟恰巧是我丈夫的好朋友,所以我们两家人的关系特别近,很多夫妻间的情感问题,他们两口子都喜欢找我这个专业人士聊聊。我和丈夫可以说是王丽和安伟的媒人了,他们小两口初次相识就是我们给介绍的,所以他们的情感发展,我们也是一路看过来的。

  王丽是个没有太多主见的女人,自从和安伟恋爱以后,很多事情都是安伟做主,包括今天的娱乐项目、今天去哪里吃饭,就连逛商场买衣服,也要反复征求安伟的意见。要不说他俩很登对呢,换了其他男人,大概早就嫌王丽太过烦人了,可安伟不这么认为,他喜欢王丽事无巨细地向他征求意见,他觉得这样被一个女人依赖着很有成就感。"周瑜打黄盖,一个愿打,一个愿挨",他俩过得倒也合拍。王丽虽然在思想上很依赖安伟,但是在生活中可以说对安伟是照顾有加了,而且她很会在他们的生活中制造些小浪漫小惊喜。所以,被泡在蜜罐中的安伟,心甘情愿地给妻子当军师,一个出谋划策,一个具体实施,配合甚是默契,可是这种和谐的状况却被孩子的到来打破。

  曾经的王丽就像个小女孩儿,生活中总是需要安伟的谋略。结婚生子,小女孩儿终归是要成长为女人的,这期间王丽身心都发生着巨大的变化。婚后两年,王丽生下了一个男孩儿,自此他们的生活就发生了微妙的变化。用安伟的话讲,就是自从有了孩子后,自己不再被王丽需要了,不知道自己在这桩婚姻当中,还有没有存在的价值,自己正在被这个突然降生的孩子一点一点地排挤到家庭之外。

　　都说女人生完孩子后才真正地成熟起来。这话的确不假。王丽生完孩子后脱胎换骨般地变了一个人，对孩子的大小事情处理得井井有条，再也不是那个什么事情都追着安伟问的小姑娘了，她已经完完全全地承担起了一个母亲的责任。但遗憾的是，成就母亲角色的代价，就是她不知不觉中牺牲掉了自己作为妻子的角色。安伟抱怨道："自从有了孩子，她的眼里就只有儿子了。每天围着这么个小东西团团转，看着她忙碌的身影，我似乎成了空气，完全插不上手，她也不需要我插手。原来我每天上班前，我们都会有一个 Goodbye Kiss 才会出门，现在每天早上起床收拾都得蹑手蹑脚的，只要孩子没醒，有一点儿响动，都会立马招来王丽的白眼。哎！工作了一天挺累的了，回到家连口热水都喝不上，更别提有现成的饭吃了。其实看着她忙前忙后地照顾孩子也挺心疼的，有时就想给她搭把手帮个忙，可她似乎并不需要，反而会嫌我笨手笨脚的弄得孩子不舒服。一天下来两个人就这么点儿时间相处，但交流的机会少之又少。晚饭后到睡觉前的时间，她都是在陪伴孩子游戏，给孩子清洗，收拾孩子的玩具和衣服什么的。而我，就像空气一样，只能自己看看电视，上上网，仿佛又回到从前单身汉的生活……都说，女儿是爸爸前世的情人,我倒觉得儿子简直就是妈妈的现任情人,自从有了孩子,我都快记不起王丽曾经温柔、天真、事事依赖我的小鸟依人的样子了。真不知道,我还能坚持做这样的'透明人'多久……"

王丽听完安伟这番抱怨,很是委屈地辩解:"难道我一个人辛辛苦苦地带孩子错了吗?我还不是心疼你上班辛苦,不想你下班回家后再有负担吗!再说了,你一个大男人,跟孩子吃的什么醋,母亲疼爱自己的孩子是天性,况且孩子那么小,理应得到更加细致的照顾。我倒是觉得你这个父亲对孩子的爱太少了,很少陪孩子游戏。我对你的爱可是一点儿也不比从前少,只不过和以前的表达方式不一样了,都是当妈的人了,哪还能像小姑娘一样成天跟你腻来腻去呀!你要是因为这个想要离开我们娘儿俩,那才叫没良心呢!"

真是公说公有理,婆说婆有理,其实,他们小两口之间的问题就是由王丽在产后的情感重心失衡,导致了丈夫的心理不适应,加之二人缺乏沟通而造成的。任何人的精力都是有限的,那么新妈妈如何分配自己的精力,如何分配爱,才是对自己最有利的呢?

孩子最重要，老公靠边站

我曾经做过一次关于家庭关系的问卷调查，其中有一道问题就是关于新妈妈的情感侧重点的。题目是这样的："（零到一岁孩子的母亲）请问你认为，从孩子出生到现在，你的生活重心是放在孩子身上多，还是放在丈夫身上多？"其结果并不出乎我的意料。有68%的新妈妈选择了"生活重心放在孩子身上多"，有32%的新妈妈选择了"生活重心放在丈夫身上多"，更有一位新妈妈在备注栏内写了这样一句："当然是孩子最重要，至于老公嘛，可有可无，靠边站！"

女人总是说最讨厌男人的喜新厌旧，那么有了孩子的新妈妈们一下子把时间、精力甚至是情感全部转移到了孩子身上，是不是也算"喜新厌旧"呢？"孩子最重要，老公靠边站"这种想法既无知又可怕，如果不是她对自己的婚姻过分自信的话，那就只能说明她太不了解男人了。

男人也会小心眼儿

都说女人小心眼儿，其实男人也不例外。当男人被自己心爱的女人忽视和冷落的时候，哪怕那个抢走他的爱的人是他们爱情的小结晶,男人也会感觉到孤寂和被排斥,这个时候,新妈妈就要警惕了,因为你全部的精力都在孩子身上,对丈夫的事情和感受充耳不闻,会影响到你的"第六感觉",甚至难以发现男人的心已渐渐远离自己或者是有出轨的迹象。

就好像前文提到的安伟,以前王丽是圆规,自己就是圆心,小两口的生活轨迹是围绕着安伟这个圆心转的。而有了孩子以后,孩子替代了安伟圆心的位置,王丽依旧是圆规,但已不再是围绕着安伟转,转向围绕着孩子转了。有了巨大心理落差的安伟虽然现在还没有行为上的反抗,但心理的失衡感正在逐渐扩大,如果不是他们曾经的感情基础扎实,恐怕他们的婚姻也岌岌可危了。

到底应该对谁更好

兼而有之才是新妈妈的聪明之举。

此时,有的新妈妈可能心里会嘀咕了:"孩子这么小,方方面面都需要大人照顾,那肯定要多分一些精力和时间给孩子,老公是成年人了,自己可以照顾好自己,哪里还需要我们额外的关照呢?"这句话听起来似乎很有道理,但是她却忽略了更重要的一点:关爱丈夫与照顾孩子是并不冲突的两件事情。

人的精力有限，这个观点是没错的，但是新妈妈需要把自己的全部精力都投注于孩子身上，这个观念值得商榷，因为这样的做法对于孩子来说，未必就是件好事，对丈夫就更不用说了。孩子需要妈妈的关爱无可厚非，但他也同样需要爸爸的照料。

　　所以，不妨也拉上丈夫与你一起共同担当照顾孩子的艰辛任务。什么是让夫妻间保持持续性沟通交流的话题呢？那就是孩子。因为共同抚养孩子的过程，也是夫妻二人在为同一件事情而共同努力的过程，在这个过程里，夫妻二人总是会有新鲜的话题，总是会有情感碰撞的机会。孩子是夫妻二人的成就，随着孩子年龄的增长，家长的成就感随之而生，何况这是夫妻二人合作的"佳品"，想不增进夫妻感情都难。

Tips

1. 让丈夫也加入照顾孩子之列，既能减轻新妈妈的负担，又能调剂夫妻之间的感情，何乐而不为呢？要知道，这个突如其来的小家伙，用得好是你们夫妻间的黏合剂，用不好就会成为威胁到夫妻关系的隐性杀手。

2. 父亲和孩子的关系，需要新妈妈悉心调教。不是每个初为人父的男人，都能像新妈妈一样迅速转变角色的。所以，新妈妈也不要指望，丈夫能够即刻体会到你初为人母过度喜悦的心情，你所有喜怒哀乐的情感务必及时与丈夫分享。

3. 在心理学的观点中，夫妻之间情感关系的紧密程度，应该大于父母与子女之间情感关系的紧密程度。女人首先要扮演好的是作为妻子的角色，其次才是作为母亲的角色，新妈妈们可不要反其道而行。

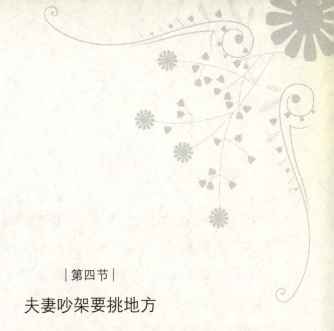

| 第四节 |

夫妻吵架要挑地方

再恩爱的夫妻也难免会遇到矛盾,发生激烈的争吵。一般的争吵并不会给孩子带来很大的问题,但是过于频繁,或者过于激烈的争吵,甚至是产生了家庭暴力的争吵,难免会给孩子带来负面的影响——除了让孩子恐惧之外,还可能在潜移默化中,让孩子学会了这种不健康的处理人际关系的模式。新妈妈们真的忍心因为夫妻恩怨,而将伤害转嫁给弱小的宝宝吗?

父母吵架对孩子的伤害,远远超出父母的想象

我曾经接待过这样的一对父母。一个四岁男孩,模样长得很可爱,却被幼儿园怀疑有智力问题,所以妈妈带他找心理医生。在陌生人面前他沉默不语，表情呆滞，面对反复询问也只以点头摇头作答。经了解，这个男孩在幼儿园也沉默寡言，不与同学交往，老师提问时他也不敢回答，有时由于过度紧张，甚至出现大小便失禁。这是一种典型的儿童缄默症。究其发病原因，原来是在孩子两岁时，父母感情不和，其父性情粗暴，经常打骂妻子和孩子。有一天，孩子想大便，要母亲带他去厕所。而正在与妻子吵闹的父亲却大发雷霆，手执木棍追打妻子，结果正打在孩子身上，孩子吓得大哭，同时把大小便拉在了裤子里。过后，母亲边给他洗澡边骂他，把对丈夫的不满都发泄在孩子身上。从此以后，这孩子有话不敢对大人讲，产生了严重的心理障碍，还落下了大小便失禁的毛病。好端端的一个孩子，就这样成了父母感情纠纷的牺牲品。

家庭中夫妻之间无休止的冲突，使孩子很难置身事外。"妈妈生气了""爸爸不高兴了"这一类的小事甚至让他们害怕至极。父母之间的情感障碍会影响到孩子，使孩子对他人、对社会都极端冷漠而缺少热情、缺少责任感，甚至有的孩子对父母由失望到厌恶以致仇恨，进而产生反社会行为；在情绪方面，受父母冲突的影响，有的孩子情绪变化激烈，表现为喜怒无常，悲观失望，易发怒，易烦躁，等等；在人际关系方面，表现为不相信人与人之间能够存在友好亲密的关系；在人际交往中，表现为乐群性差，攻击性行为明显。

争吵是一种激烈的情绪反应。大人这种激烈的情绪，在孩子眼里会有怎样的解读，恐怕是很多父母没有认真考虑过的。其实孩子的观察点和大人完全不一样。打个比方，我们去逛街看到的是橱窗里的摆设，五光十色的街景，而同样的场景里，孩子看到的只是密密麻麻的腿和鞋子而已。大人的激烈言行，比较容易让孩子产生恐惧、害怕、悲伤、无助等负面情绪。大多孩子都会以哭来表达自己的这种恐惧害怕。有时候，也会有其他的表现形式。我就遇到过这样的个案，夫妻两个当着孩子的面吵架，受惊的孩子吓得大哭，小便失禁了。几年之后，孩子都已经上幼儿园了，但是只要一紧张恐惧还是会小便失禁。

对于年幼的孩子来说，他们很难理解父母吵架的真正原因。孩子们大多会认为自己是引起父母吵架的根源。特别是有些时候，夫妻之间闹矛盾，却把孩子当出气筒。这会造成孩子心中的黑色记忆和黑色自我认知。孩子会觉得"我是个没人要的孩子，我不听话，都是我的错"。有些孩子拼命努力读书，希望父母能喜欢自己，减少争吵。他们把父母的不和归咎到自己身上，结果一生都很自卑，遇到问题时，还容易采取自杀等极端手段。一般来说，六岁以后的孩子才能对父母吵架的问题有更多的理解和思考,到青春期以后,才会完全意识到自己是独立个体。

爸爸妈妈吵架是不是不要我了

在孩子心理发育的过程中,如果夫妻关系不好,父母的不良情绪就会投射到孩子身上,让孩子产生不安全感和不信任感。在日后人格形成过程中,孩子就会无法面对某些情绪,出现焦虑、紧张、害怕,而这些情感反应都直接指向被遗弃感,孩子也会因此变得喜怒无常。

在孩子心里,最担心的是得不到关爱和被父母遗弃。父母千万不要用遗弃来吓唬孩子,不管是在开玩笑,还是在发怒的时候。比如,我们常听到母亲在和父亲大吵一架之后要回娘家,然后对一旁吓得瑟瑟发抖的孩子大吼:"走不走?你不走,妈妈走了啊!"这样讲,会引起孩子心灵深处的害怕与被遗弃之感,使孩子的心理受到伤害,危害不亚于真正的遗弃。

由于三岁前的孩子对父母的依恋性极强,对他而言,只要在父母身边就意味着安全,如果父母扬言不要他了,或者父母经常争吵、闹离婚等,孩子就会有被遗弃的感觉,从而出现心神不宁、夜间哭闹、纠缠父母等表现。由于孩子表现得特别黏人，往往会影响到父母的行动，因而受到没有耐心的父母的呵斥或看到父母厌烦的神情，这将进一步强化孩子被遗弃的感觉。

父母不要当着孩子的面争吵，不要因为自己心情不好就迁怒于孩子。孩子的心灵是非常敏感的，父母之间的争吵、冷战等行为都会让孩子觉得自己在父母心中、甚至在这个世界上都是无足轻重的，产生深切的被遗弃感。

对已经出现被遗弃感的孩子，父母要加倍爱护，要反复告诉孩子，他在家庭中的重要性，让孩子明白自己在父母心中的地位，明白父母绝不会遗弃自己，从而产生安全感。

内心已经产生被遗弃感的孩子，会把不稳定情绪又带到将来的幼儿园生活和学校生活中去，如果学校的老师注意不到，不加以关注，就会加重孩子的被遗弃感。在被遗弃的恐惧中成长的孩子，长大后会出现很多心理问题，如对自己和他人都缺乏信心，性格孤僻，难以驾驭人际关系，对生活的看法容易悲观等。

冷战比吵架对孩子的影响更大

与那类争吵激烈甚至把孩子卷入其中的夫妻相反，有些夫妻不吵架，打冷战，对矛盾冲突冷漠处理。这种冷漠的家庭气氛对孩子的杀伤力更大。孩子都是非常敏感的，父母之间不说话，孩子其实是恐惧的。有些孩子会通过不停地闯祸来引起关注和求取关爱。还有的孩子会生病、受伤，只为了让父母一起来看自己。

另一种比较常见的情况是，父母在冷战期间会把孩子当筹码，让孩子参与其中。"我和你爸离婚了，你跟谁？""你说！你喜欢你那个骗子爸爸，还是妈妈？"……有的父母吵架，就带着孩子回老人家，跟孩子抱怨对方的不好。这些对孩子来说都是撕心裂肺的痛，不管夫妻是否因为争吵而分开，对孩子来说，他的爸爸、妈妈中任何一个他都不愿失去。这种把孩子当作筹码将其卷入争吵的情况，会对孩子的情绪、行为以及性格有重大的影响。

当心孩子习得和内化父母吵架的行为

孩提时代是学习模仿能力非常强的阶段，而父母往往是孩子首先学习模仿的对象。父母经常当着孩子的面激烈争吵，会让孩子看到父母之间在采用攻击性行为解决亲密关系的问题和矛盾。当他发现父亲或母亲采用责骂、摔东西，甚至暴力来解决问题，居然使另一方闭嘴了或是使自己胜利了，那么孩子就很容易学会这些不好的处理方法，并且认为吵架、谩骂、暴力都是解决人际关系问题的办法，这些方法会被孩子用到自己的社交中——在幼儿园或者学校里面，用这样的方式处理和同学的关系。

更糟糕的是，在当着孩子的面争吵的同时，夫妻一方采用了自我虐待——如撞墙、自杀等——的方式，这样产生的负面影响会更严重。中国农村女性自杀率很高，就是因为不少女性在和丈夫吵架后，喝农药证明自己的清白，或是证明自己是正确的。这实际上是通过自我伤害来惩罚别人。这样极端的方式如果被孩子习得，那么等孩子长大后，在处理恋爱婚姻等亲密关系问题时，一哭二闹三上吊就是常事了。

父母间融洽的关系是给孩子最好的礼物

如果已经当着孩子的面大吵了一架了，那该如何补救呢？最好的办法，是当着孩子的面和好。夫妻吵架后，要明确地在孩子面前和好，告诉孩子，吵架的事情过去了，爸爸妈妈和好了，爸爸妈妈都爱你；也可以鼓励孩子把当时的感受说出来，给予孩子拥抱、抚摸、陪伴；也可以采用孩子的方式给他安抚,向他表达关爱,比如拉钩或者亲亲。

夫妻之间发生冲突是不可避免的,关键的问题是,夫妻当着孩子的面吵架之后,还要当着孩子的面和好。这对孩子来说是十分重要的,孩子可以不再为父母担心,也从中懂得了通过冲突达到和睦的道理。如果孩子了解到是父母中某一方主动和好的,那么也会对父亲或母亲多一份敬重,从中学到忍让、宽容的为人处世的本领。如果父母是为了孩子的教育而发生冲突的,那么这样的争吵最好是避开孩子,不然很容易使孩子在行为上无所适从,不知听谁的好,或者钻父母冲突的空子,讨各自的喜欢,这样会产生一些非正常心理和行为。

作为父母,在孩子的成长阶段,细心观察也是非常重要的。父母是孩子学习的榜样,孩子也成了父母的镜子。你是怎样的,孩子就会习得同样的东西。父母要注意在日常生活中,孩子和其他小伙伴在一起时,有没有模仿吵架的情形。如果有这样的情况发生,那父母们更要有意识地在孩子面前表现处理矛盾的正确方式。

为人父母者,需要使夫妻间的爱情不断深化,主动进行夫妻关系的调适,不仅是为了让自己的生活更加幸福,这也是孩子健康成长的必要条件。

Part Two

新妈妈和婆婆的关系 | 第二章

学会装傻,
学会豁达,
学会卖乖,
其实,
和婆婆相处并不难。

| 第一节 |

婆婆不比亲妈

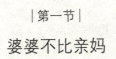

曾经听过这样一个笑话：

一位婆婆对邻居说："我那个媳妇，好吃懒做，睡到中午，家事也没做，还让我儿子把东西拿到房间给她吃，真是太过分了。"

后来邻居反问她："你女儿嫁得还不错吧？"

那位婆婆说："对啊，过得很幸福呢，大家都对她很好，也不用做家事，假日都到处去玩，也可以睡到中午，女婿还会煮东西送到房间给我女儿吃呢！"

我不是在这里调唆大家的婆媳关系，虽然说从结婚那天开始，做媳妇的就要改口称老公的母亲为"妈"了，但媳妇要真把婆婆当亲妈,往后的生活可就有她的苦头吃了。

婆婆,让我怎样拿你当亲妈

陈曦结婚两年了,前些日子孩子刚过满月,她算是深刻体会到了,婆婆就是婆婆,跟亲妈是没法比的。当初陈曦刚结婚的时候,婆婆对她非常好,跟对亲闺女一样,无论是吃喝,还是穿戴,从来不吝惜钱,都给陈曦买好的买贵的。陈曦也一直特别知足,觉得自己有个好婆婆。可是自从生完孩子,陈曦算全明白了,儿媳妇跟孙子没法比,差太远了。婆婆和亲妈那是天壤之别!

陈曦是6月4号生的孩子,剖腹产。有过剖腹产经历的妈妈们都知道,产后刀口有多疼。就在陈曦产后的第二天,婆婆就催着她下地活动,美其名曰活动活动好下奶。当时因为陈曦一直没有排气,只能吃流食,奶也不很涨,更别提下奶了。这可给婆婆急坏了,赶紧给陈曦请了个催乳师,花了好几百块钱,揉揉捏捏,总算是下来了。自从陈曦出院以后,她的大补生活就此开始了。天天鸽子汤、排骨汤、羊蝎子汤,反正各种汤从不间断。每天吃十几个鸡蛋,还不让陈曦喝水。没两天陈曦就发烧了,去医院看病,大夫说不喝水哪行啊，产妇就应该多喝水，好排汗。可是陈曦的婆婆就是不让，她总是担心喝水多了，奶就稀释了。后来抽血检查后发现陈曦有炎症，需要输液三天，这下婆婆可是一百个不乐意了，因为一输液孩子就要暂停母乳喂养。婆婆心急如焚地一通闹，还跟陈曦的妈妈就她的治疗方案大吵特吵。婆婆说不让陈曦去医院，让她用老家的一种偏方，说用完偏方出出汗就好了。陈曦的妈妈和陈曦的老公自然都是不同意的，于是婆婆又打电话训斥陈曦的老公，说他就知道疼媳妇……

好在陈曦在妈妈的精心护理下，很快就康复了，妈妈给陈曦传授了很多哺育孩子的经验，陈曦的奶也慢慢多了起来。虽说在此期间，陈曦也对妈妈有过挑剔和意见，但亲妈就是亲妈，对自己的女儿是无比包容和疼爱的。

一波未平，一波又起，自从陈曦病好了之后，为了把之前损失掉的营养补回来，陈曦的婆婆又开始在每日的菜谱上动起了脑筋。婆婆给陈曦的安排是每天吃饭不能吃菜，因为婆婆认为大人吃菜孩子容易腹泻。有一天陈曦实在忍不住吃了根黄瓜，这下可把婆婆给惹恼了，说吃黄瓜会吃得孩子拉稀，黄瓜大凉，不能吃。有点医学常识的人都知道，孩子吃母乳期间，妈妈需要各种膳食纤维，果蔬蛋奶都要吃，

第 二 章

营养搭配要合理和全面。陈曦一个月几乎没怎么吃菜,都是鱼肉鸡蛋和各种汤,用大海碗盛,至少要喝三大碗。因为肠胃消化不了,陈曦经常腹泻。母亲肠胃不适应,孩子的肠胃自然也不会太好。孩子一腹泻,婆婆就认为是着凉了,天天给孩子捂着,不开门不开窗户。那时正值8月,是最闷热的季节,孩子被捂出了一脸的痱子和湿疹,经常好几个小时不睡觉。陈曦和妈妈都说是热得,可是婆婆不以为然,坚持自己的判断,直到孩子出满月到社区保健所检查身体时,婆婆被儿科医生一顿数落,才认识到自己老育儿观念的不科学。

陈曦觉得自己的月子坐得太委屈了,有时老想哭,还总觉得自己要抑郁了。平常带孩子也是如此,80后的新妈妈都没有什么带孩子的经验,况且自己原来也是家里宠大的,没干过什么活儿,哪会带孩子啊。陈曦的婆婆没事就老跟孩子说"妈妈笨啊""你这个傻妈妈啊"之类让陈曦听了心里很不舒服的话。为了不激化矛盾,陈曦不愿意还嘴,整个月子期间,陈曦就几乎没怎么痛快过,心里挺别扭的!

她终于认识到了,婆婆就是婆婆,自己曾很傻很天真,觉得婆婆能当亲妈,经过这一个月陈曦就明白了,婆婆永远是婆婆，永远也成不了亲妈。世上只有一个妈妈会真正地对自己好，那就是自己的亲妈妈。

请媳妇们打消"亲如母女"的幻想

同样是妈妈为自己帮忙看孩子，亲妈一来就包揽了各种家务活儿，马不停蹄地收拾屋子、做饭，还把孩子换下来的衣物和用过的奶瓶统统清洗干净，随时保证房间处于最整洁的状态，妈妈们只负责带好自己的宝宝就可以了。陪宝宝疯玩，给宝宝读故事，宝宝睡觉妈妈也睡觉，宝宝醒了妈妈随时陪伴左右，没有人和妈妈"争夺"宝宝。

但如果是婆婆帮忙照看孩子会是什么样的生活呢？婆婆一进门就会马上履行"照顾孩子"的职责，而孩子他妈就要履行"保姆"的职责，包揽全部家务。当然负责照顾孩子的婆婆也的确辛苦，但被边缘化的孩子他妈心里恐怕也不好受。只要婆婆在，妈妈对孩子的功能就只剩下随时随地的"奶瓶"了，只有孩子要吃奶的时候，婆婆才会想起媳妇来。

和婆婆亲如母女的媳妇不是没有，只有两种情况下会有这样的例外：

情况一，媳妇自幼就没有和母亲在一起生活过。在嫁入婆家之后，媳妇会把对母亲的爱移情到婆婆身上，真心把婆婆当亲妈看待。婆婆出于对媳妇的怜悯，也会母性大发，把媳妇当闺女来养。

情况二，丈夫很强势，且婆婆没有其他子女。婆婆和媳妇相对弱势，为了平衡家中的氛围，婆婆和媳妇较容易抱团儿生活，此时婆婆和媳妇的关系也会看上去如母女般亲近。

如果你不属于以上的两种情况之一，那就请把婆婆当婆婆，把亲妈当亲妈去相处，千万不要混淆二者的身份角色和功能，否则吃亏的只有自己。

对待婆婆也要将心比心

曾经听说过这样一则寓言：

一位年轻媳妇总觉得婆婆处处为难她，于是嫉恨起婆婆来。一次她带婆婆去看病，正好遇到一位认识的医生，媳妇让医生给婆婆开一种能置人于死地的药混在其他的药中。那位慈祥的医生答应开一剂"毒药"，还叮嘱说:"这种药是慢性的,你要每天饭前混着其他的药给她吃。为了不使你婆婆怀疑,你平时要装得很孝顺她的样子侍候她,三个月后你再来找我。"年轻媳妇按医生的嘱咐,每天小心翼翼地侍候着婆婆。谁知三个月后,她再次找到医生时却焦急地说:"医生,你快给我开点解药吧,我不想毒死我婆婆了。"医生问她:"怎么改变主意了?"媳妇说:"自从我按你说的去做,侍候着婆婆,婆婆对我的态度也改变了,变得非常体贴我,就像我亲妈一样,我要救我的婆婆。"医生听了这才笑着说:"你放心吧,我给你开的药并非毒药,而是维生素。因为你每天面带笑容照顾你婆婆,以人心换人心,她也改变了对你的态度。"

现在总是有很多媳妇在抱怨着婆婆的诸多不是,新妈妈们更是因为宝宝的降生与婆婆产生了更多的矛盾和纠葛。究其原因,还是由于婆婆和媳妇原本就抱着成见和敌对的态度来处理彼此的关系,所以缓和和改善自己与婆婆的关系,还是要先从端正自己看待婆婆和对待婆婆的方式开始。

比对亲妈更尊敬

对待婆婆要比亲妈更多一份尊重。和亲妈说话可以没大没小，因为亲妈不会真的跟你太过计较。跟婆婆说话一定要多过一遍脑子，不该出口的话绝对不要说。对亲妈有意见可以直接提，对婆婆有意见最好通过老公婉转地转述。说话时多说"您""请"之类的敬语，做事也要多一份"谨小慎微"。

笑靥如花讨人爱

所谓"伸手不打笑脸人"，当媳妇天天都挂着笑容与婆婆相处的时候，即便她有些事做得不周全惹得婆婆不高兴了，看着笑靥如花的媳妇，婆婆哪里还发得起脾气来。对待老公更应该时常展现出自己娇俏的一面，这样即便有婆媳矛盾发生，老公也舍不得对你横眉竖目呀。

不要当着婆婆的面使唤老公

"体罚"老公，使唤老公的事情，请关起门来完成。不要当着婆婆的面对老公呼三喝四，更不要当着婆婆的面与老公过分亲昵，这都是婆婆看不惯的举动。老公是婆婆的儿子，婆婆自己都舍不得使唤，怎能容忍被别人使唤。将心比心，我们也都是做了妈妈的人，如果你的孩子将来被你的媳妇或者女婿像"仆人"一样使唤，你也一定会大发雷霆的。

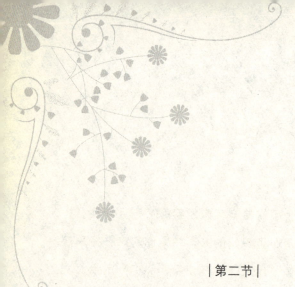

| 第二节 |

羡慕嫉妒恨，宝宝和奶奶亲

自从孩子降临，宝宝就成了妈妈生命当中最重要的那个人，只要宝宝一个微笑，当妈的再苦再累也无怨无悔，谁让这个小小的柔弱的生命就依偎在妈妈的怀抱之中呢！同时，随着宝宝一天天地长大，妈妈也希望自己是孩子心中最重要、最依恋、最不可或缺的那个人。

宝宝为什么跟奶奶比妈妈还要亲？！

这是一位妈妈给我写来的求助信：

唉，我和妈妈一起陪田田度过了两个多月的辛苦日子，之后妈妈回去了，我自己辛苦带了一个月，后来因考虑到上班问题，就提前让婆婆过来带孙女。婆婆不显老，看上去很年轻，而且又特喜欢小孩，几乎一整天不是抱着宝宝就是陪她逗乐，看着宝宝开心的样子，我在旁边又高兴，又有点吃醋，但因为我本身身材属于娇小型，稍微抱一下宝宝就累……

白天，宝宝睡觉中哭醒过来，婆婆就飞奔过去，我其实反应也相当快的，可还是比不过她。

因为她一直抱着田田，搞得我除了喂奶还真几乎没机会抱孩子，加上婆婆带田田出去散步也不带婴儿车，而是直接抱出去，我也就懒得一起出去，出去了也没我抱的份。要跟婆婆说我要抱田田吧，感觉又不太好，说不出口，于是就憋在心里，让自己心情很不好。反正我和婆婆白天可以说是暗斗着抱宝宝。

日子一天一天过，婆婆过来也就过了二十天。白天还行，把田田放婴儿床里摇一摇的话可以马上睡过去。问题出在有一天晚上，田田有困意，我喂饱田田后放到车里开始摇，但是没摇几下田田哭起来，且哭得很是厉害。我以为她是想要我抱，我就继续摇一摇哄一哄，后来哭得太厉害了，就像大人哭得非常厉害的时候会像打嗝那样。我只好抱起宝宝，她后脑袋满是汗，我抱着哄着，心里真不是滋味，好想哭出来。婆婆哄睡就不会哭的。后来婆婆进来说她自己哄吧，我赌气地说："我自己来，不相信哄不睡。"结果可想而知。我只好叫婆婆哄宝宝睡觉，我就在旁边看，想知道哪里不一样，结果婆婆一边哄一边放到床上摇，田田一点事都没有了，也不哭闹，直到慢慢沉睡……

我出来后去洗澡，我哭了，好伤心啊，一起度过了四个月的妈妈比不过来了二十天的奶奶吗？难道小孩会认经常抱自己的人吗？这样子我还怎么去上班啊？天天在一起都不跟妈妈了，我上班了白天都见不到面，岂不更不认识妈妈了吗？我该怎么办呢？我是真的羡慕嫉妒恨呀！

这些都是田田小时候的事了，现在田田大一些了，可是又发生了让我更加受不了的事，敢情好人全让婆婆一人当了。

每天晚上田田都要跟奶奶睡，我心里真是难受极了！从过年那阵开始，因为我感冒了，让田田跟奶奶睡了几天，后来田田就一直不跟我了，一到睡觉时就吵着找奶奶，我心里真是难受死了！

田田跟奶奶特亲，让我嫉妒得都有些受不了了，虽然我也知道，这是因为田田奶奶对她好，毕竟奶奶是非常疼爱田田的，对田田照顾得也挺好，我也很感激，但是我心里总不是个滋味，我多想自己带田田啊。只要我休息，我宁愿放弃所有的时间带田田玩，晚上我愿意听到她的呼吸声，愿意拍拍她的小屁股，我喜欢她在我身边的感觉，可是……

也许姥姥带孩子我还不会有这个感觉，因为姥姥至少跟我的教育思路是一致的，而且姥姥能体会到我的这种心情，她总是会在不经意间向孩子灌输妈妈的好。而奶奶是比较强势的，她是把孩子当自己的看待，而且让孩子觉得她最好，因为她迁就孩子。本来我认为应该怎样是正确的，奶奶就认为无所谓，很多时候孩子总认为在妈妈这儿得不到满足的事情在奶奶那儿都能实现。在奶奶眼里，田田哪儿都好，其实田田就是一个普通孩子，并不出众，有优点也有缺点。对于她的一些不太好的习惯我想给她改掉，但我没机会。现在的田田不许别人说她不好，比如说我和她比手，我说我手大她手小就不行，必须要说她手大才行，无论什么都必须是她的好别人的不好、她做得好别人做得不好才行，不然就气得大喊大叫。奶奶还经常跟她说要考第一名、一百分，她就觉得只有第一名、一百分才行，可是别的孩子也不差啊，怎么可能总是她第一呢？我都怕田田以后学习生活上受了挫折扛不过去！晚上我想在和田田玩的同时教她一些东西，可是奶奶是一定要看电视的，所以现在田田不仅看动画片，连连续剧也跟着奶奶一起看了。奶奶白天累了，晚上看电视本没什么，但是孩子偏偏跟她那么亲，奶奶看她也看，奶奶睡觉她才睡觉，很多时候我又被晒到了一边。睡觉的时候，我到她旁边，她竟然闹着要我走，我心里真太不是滋味了，孩子的爸爸晚上经常不在家，即使在家也是在玩电脑，我觉着自己在这个家里真是一点意思也没有，我想逃又无处可逃，真是不知道该怎么办才好！

跟她爸爸一说这个问题，他就总是说，你小时候不也是奶奶带大的吗？也许是我们家人都比较老实的原因吧，我奶奶很维护我妈妈的观点，至少不会和我妈妈的相悖，可田田奶奶很强势，很有自己的主见，说不得。

我现在只盼望着等田田上了幼儿园，奶奶能把田田还给我！

重新夺回宝宝心目中最重要人选的位置

宝宝和奶奶亲,是困扰很多妈妈,尤其是职场妈妈的问题。因为白天要上班,只能把孩子交给其他抚养者照顾。如果晚上妈妈还同孩子分床睡的话,孩子势必会对日夜照顾自己的人更加亲近,这个人也许就是媳妇们的"天敌"——婆婆。

在生育之前,婆婆和媳妇拉锯战中的牺牲品往往是婆婆的儿子、媳妇的老公,也就是说媳妇的入门无形中是在和婆婆争夺她的儿子。那么当第三代出生以后,爸爸是解放出来了,拉锯战的牺牲品则成了孩子,明争暗斗中,媳妇又和婆婆争夺起了自己的孩子。对于媳妇来说,也终于切身体会到了慢慢失去自己最重要的人对自己的依恋,是多么痛心。

健康的亲子依恋关系,对孩子的成长必不可少。那么,如何才能够保护亲子依恋不被打破,并且持续、健康、稳固地存在呢?新妈妈们不妨看看以下的方法。

帮助孩子与主要抚养人形成依恋关系

两岁以内的孩子通过依恋关系的形成来获得情绪方面的安全感,并形成社会性的认知。如果妈妈需要上班,无法带孩子,不要担心孩子在依恋关系上会出问题,要帮助孩子和主要抚养人形成安全的依恋关系，因为稳定的依恋关系可以帮助孩子保持情绪的稳定。

孩子在三岁后，会自然分辨出妈妈和其他照顾者的不同，并认定妈妈是最爱自己的人。所以，妈妈没有必要吃奶奶的醋。

与奶奶站在同一战线上

当妈妈发现孩子与奶奶特别亲的时候，首先要改变自己的态度，不要感到委屈和忧郁，要以乐观、感恩的心态与奶奶站在同一战线上。奶奶帮忙带孩子，是当妈妈的最大的幸福，妈妈要努力配合奶奶、帮助奶奶，这样，奶奶也愿意有意无意地多提到妈妈，让孩子慢慢对妈妈建立起依恋感。

如果妈妈一定要与奶奶争个谁高谁低，无疑是鸡蛋碰石头，因为这时候的孩子最需要的就是那个每天都在照顾他、关心他的人，如果妈妈一直很少照顾孩子，在孩子心目中的地位是很难建立起来的。

积极参与到育儿当中

大部分妈妈会发现，即便孩子在睡觉时不找妈妈，两岁后的孩子也往往会拉着妈妈的衣角不让妈妈去上班，在妈妈回家后会缠着妈妈一起玩。这表明，孩子渴望妈妈的陪伴。

美国有一位心理学家做过一个关于妈妈和孩子是不是天天在一起才能与孩子最亲的研究，结论是：时间长短并不是最主要的因素，只要妈妈能理解孩子、能解决孩子的"困难"、能满足孩子的要求，孩子就会对妈妈最亲。如果妈妈能够提高亲子沟通的质量，在有效的时间内满足孩子的精神要求（当然不是一味溺爱），也一样可以让孩子和妈妈最亲。

因此，业余时间，妈妈最好放下工作，安排时间来陪伴孩子，照顾孩子的生活起居，让孩子感受到妈妈的关爱。如果有条件，妈妈最好每天晚上都设定一个亲子时间，陪孩子做游戏、给孩子讲故事或者陪孩子睡觉等，这些亲子活动都有利于建立亲子依恋关系。

通过情感表达促进依恋关系

无论你多么爱自己的孩子，如果不表现出来，孩子也是不知道的。为了建立良好的依恋关系，妈妈要善于通过情感表达让孩子充分地体会到妈妈的关爱。对于年幼的孩子来说，再多的情感表达也不过分。

情感表达的方式有两种，一种是语言，另一种是肢体动作。

通过语言表达情感时，可以告诉孩子："妈妈很爱你！""不管你做了什么，妈妈永远都喜欢你！""你真是我的好孩子！"

通过肢体动作表达情感时，就需要多进行身体接触，比如搂抱、抚摸、亲吻、贴脸，还有游戏中的身体接触等，通过肢体动作让孩子感受到妈妈与自己是一体的。

所以说，妈妈们请放宽心，如果你不是特别疏于对孩子的照顾的话，等孩子长大一些，还是会回到妈妈的怀抱的。

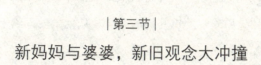

| 第三节 |

新妈妈与婆婆，新旧观念大冲撞

很多职场妈妈在结束产假后就要义无反顾地返回工作岗位，只能将嗷嗷待哺的宝宝交给家人照料，而最有可能的照料者则非宝宝的奶奶或姥姥莫属了。现在的年轻妈妈的群体中，有越来越多的80后的独生女加入，本就一贯"集万千宠爱于一身"的80后新妈妈们，在面对与自己持有不同育儿观念的长辈时，自然有其"固执己见"的做法。如果这个冲突对象是亲妈，那么一切矛盾都好解决，因为亲妈已经习惯了迁就女儿，但是如果这个冲突的对象是婆婆呢？那就难免"针尖对麦芒"了。

五花八门的婆媳"大碰撞"

婆婆的优势在于：老人带孩子的经验比较丰富，自己一手带大了几个子女；老人对中国多年传承的育儿方法比较熟悉，有时确实能够达到"偏方治大病"的效果。

新妈妈的优势在于：对孩子绝对是最有爱心和耐心的；善于学习和借鉴新鲜的育儿理念，喜欢从书本或网络上收集更多人的育儿经验。

既然二人各自都有其优势，又是怎么发生如"星球大碰撞"一样的家庭矛盾的呢？

小宝宝勤洗澡好吗

婆婆：婴儿不脏，没必要洗澡，而且新生儿体软，弄不好会弄伤婴儿，或者引发感冒。

新妈妈：新生儿皮肤柔嫩，防御能力差，新陈代谢旺盛，如不经常洗澡，汗液及其他排泄物蓄积会刺激皮肤，容易发生皮肤感染，故应经常洗澡。

要不要给小宝宝吃初乳

婆婆：产妇的初乳发黄，不可食。婴儿出生后最好吃几天其他正在哺乳的产妇的奶，这样的孩子日后不挑食。

新妈妈：妈妈的初乳是为婴儿准备的最理想的食物，不仅营养丰富，而且含有多种预防、抵抗疾病的抗体和免疫细胞，能对保护宝宝健康起到重要作用。借奶不仅没必要，而且不卫生。

该不该给宝宝睡枕头

婆婆：婴儿睡硬一些的枕头可以使头骨长得结实，脑袋的外形长得好看。

新妈妈：婴儿头大，几乎与肩同宽，侧卧时头与身体也在同一平面，因此没有必要使用枕头。

晚上宝宝如何睡

婆婆：婴儿应当和父母同床睡，夜间方便照料。

新妈妈：现代生活压力太大，年轻父母睡得太沉，容易忽略婴儿的存在而造成婴儿窒息，所以，应该让婴儿独立睡在婴儿床内。

胎毛要不要剃

婆婆：满月时给婴儿刮眉，将来长出的眉毛会更黑更浓密。

新妈妈：婴儿的眉毛在三至六个月时会自然脱落，长出新的，所以根本没必要给新生儿刮眉。

吃完奶要不要喝水

婆婆：奶是奶，水是水，给孩子喝点水没坏处。

新妈妈：母乳或牛奶有大量水分，而且营养丰富，不必再给婴儿喂水了。

按需哺乳还是定时哺乳

婆婆：婴儿肚饥就会哭，婴儿饿了就得喂。

新妈妈：人的生活要有规律：定时进食、定时睡眠，所以给婴儿的喂奶时间也要有规律，即定时喂奶。

擦母乳皮肤好

婆婆：将乳汁涂抹在婴儿的脸上可使孩子的皮肤嫩白细腻。

新妈妈：婴儿肌肤娇嫩，乳汁腐坏后，容易让细菌落户繁殖。

鲜奶胜奶粉

婆婆：产妇奶水不够用的时候，鲜牛奶要比奶粉好，因为牛奶的成分是适合小牛犊的营养需要的。

新妈妈：人是高级哺乳动物，婴儿的需要和牛犊的需要不会相同，所以婴幼儿配方奶粉比牛奶好。

鱼肝油有没有必要

婆婆：以前的孩子什么都不加，也长得很好，所以，没必要加鱼肝油之类的。

新妈妈：母乳中维生素 D 含量较低，婴儿一般从一到三个月起就应添加鱼肝油，以促进钙、磷的代谢吸收。

指甲剪不剪

婆婆：婴儿的指甲比较软，长了自然就断了，没必要剪。

新妈妈：婴儿的指甲长得特别快，指甲太长时，易成为多种疾病的传播源，很不卫生，一定要剪。

捂着不感冒

婆婆：孩子容易着凉，故应注意保暖。

新妈妈：孩子体质热，容易上火，应该比大人少穿一件。

辅食嚼了助消化

婆婆：小孩儿没牙，大人帮他咀嚼食物有利于其消化。

新妈妈：用绞碎机把食物做成糊状比嚼给孩子吃要卫生。

天热要不要开空调

婆婆："坐月子"就是得"坐"在屋里捂着，夏天也万万不可被风吹着。

新妈妈：夏天屋里闷，开开空调，大人孩子都不长痱子。

太阳该怎么晒

婆婆：小孩儿皮嫩，不能晒，容易晒伤。

新妈妈：带着孩子在户外晒太阳，一方面可以让孩子呼吸新鲜空气，另一方面还可以促进钙质吸收，可谓一举两得。

孩子能不能经常抱

婆婆：婴儿不能多抱，抱多了容易养成抱癖。

新妈妈：婴儿应当多抱。经常抱着的孩子体形会变得优美，这也是婴儿的运动之一。

……

该谁说了算

生活本就是由这些鸡毛蒜皮的小事所组成,但是这些小事放在一个刚刚来到这个家庭的孩子身上来说就是家庭大事,尤其对时常站在对立面思考和处理问题的婆媳来说,据理力争在所难免。娟子对我说,以上那些矛盾算得了什么?她家的极品"奶奶"那才叫一个难应付呢!

"谁说孩子出生就一定给全家带来和谐与快乐!"娟子训练七个月的宝宝在地板上爬行,此举遭到孩子奶奶的强烈反对,理由是"宝宝的膝盖多嫩啊,地板太硬了"。小到每顿该喂多少奶、什么时候添加辅助食品,大到请月嫂、参加亲子班,两代人的意见都无法统一。

宝宝趴着睡,婆婆很反对

儿子出生后,娟子大胆地把一些新育儿技巧运用于生活实践中,比如说:初生时尝试让宝宝趴着睡、对"夜啼郎"适当放任不管、宝宝的衣服比大人少穿一件、给宝宝每天洗澡……

然而,以上尝试几乎全部遭到了奶奶的激烈"对抗"。让宝宝趴着睡,婆婆说:"这样容易闷坏!"婴儿的衣服更不能比大人少，孩子奶奶说："我们又不是外国人，怎么好跟人家比。"

如此拧巴的生活一直持续到孩子即将入园的年龄。

想送幼儿园，奶奶不同意

娟子生下儿子后，七十多岁的婆婆自告奋勇来带宝贝孙子，但由于上了年纪、体力有限，婆婆很少带孩子出去玩。久而久之，孩子养成了内向、孤僻的性格，见到生人就哭。到孩子满三周岁，娟子想送儿子上幼儿园，奶奶坚决不同意。结果夫妇俩只好趁老人一年一度回老家的日子，把孩子送进了幼儿园。

眼下，老人即将返城，看着在幼儿园一点一点变得听话懂事的孩子，娟子实在是不想再这样偷偷摸摸地送儿子去幼儿园了，但是她真不敢想象与奶奶对峙的情形会是怎样的。

化解分歧，要学会综合彼此的育儿理念

方欣在与婆婆的共处中，也遇到了不少矛盾和小冲突，随着经验的积累，方欣觉得二者的观念还是可以中和一下的，因为毕竟新妈妈带孩子是一点儿经验都没有的，但是婆婆作为一个过来人还是有一定经验的。方欣觉得只要在尊重老人经验的同时，再补充一些新妈妈的科学育儿知识就行了。

方欣记得生产前，婆婆准备了一些草药，说是等宝宝生下来后，要给他喝些草药水才好。方欣一听这个就是没有什么科学根据的！当然在孩子的问题上是大意不得的，所以即使要违逆婆婆，方欣也还是说出了自己的看法，虽然当时婆婆的脸色不太好看，但在老公的支持下，婆婆最后也没有给刚出生时的宝宝喝什么草药水。

因为方欣的宝宝是在冬天出生的，她担心宝宝的皮肤问题，因此听了医生的建议，买了紫草油。但是一瓶才那么一丁点儿，没几天就用完了。婆婆就到药店里去买了一些紫草回来，说是自己做紫草油，还说以前的人都是这样做的。婆婆做的时候，方欣并没有看见，刚刚听说时，心里也是不支持的，但是后来看见自制的紫草油确实很接近市面上购买的产品，再想想自己以前小的时候大多数时候也都是这样子的，就抱着试一试的态度，给宝宝用了婆婆自制的油。事实证明效果也挺好的，宝宝的皮肤没有起疹子，也没有红屁股的现象，而且整个冬天宝宝的皮肤都好好的，婆婆的这个经济又实用的办法还是挺不错的。方欣自此打消了对婆婆老观念老方法的"歧视",毕竟理解彼此才能让生活过得更和谐。

方欣儿子的发质不是特别好,所以婆婆隔不了多久就会带着宝宝去理一次发,但是第一次去理发时,婆婆还要求师傅把儿子的眉毛也一起剃掉了,让宝宝成了一个无眉大侠了。这一点方欣有点不理解,但是婆婆说这是习俗问题,她也就不好多说什么了。

关于纸尿裤、尿布的问题,新妈妈肯定是偏向用纸尿裤的,但是老辈人多半坚持白天给宝宝使用尿布,说是这样既通气,又经济实用,还说纸尿裤用多了走路会不好看。但是方欣却认为用纸尿裤方便,而且宝宝也不用在大冬天的时候受罪。用了尿布,如果尿多了,尿湿了裤子,还要去换,在脱的时候,万一感冒了就更不好了。两边都觉得自己有道理,坚持自己的意见,谁也说服不了对方。但是问题始终要解决的,最终的结果是,方欣和老公上班的时候,婆婆在家带宝宝,她就用她的办法,而方欣和老公周末在家的时候,就用纸尿裤。这是一个折中的办法,也是一个互不相伤的办法。

随着宝宝逐渐长大,方欣也渐渐地掌握了一些带宝宝的方法,也觉得白天不用纸尿裤挺好的,而且实际上白天都基本没有用尿布,而是早早地就开始给宝宝把尿,这样做效果也挺好的，因为儿子现在一岁零两个月就已经会自己蹲下来尿尿了。

在育儿的过程当中，方欣和婆婆的目的都是为了宝宝好。其实无论是旧的观念也好，新的思想也罢，只要是对宝宝有益的，她们都是可以采用的。婆媳二人可以在育儿的过程中成为朋友、成为知己，这也是促进婆媳关系的一种最好的方式。

平息两个女人的矛盾，男人一定要出马

"婆媳是天敌"，这话一点也没错，从儿子把女友接进家门的那一刻，两个女人就注定了会在琐碎的家庭生活中起冲突、闹矛盾。尤其是当下一代出生以后，老人用老理儿带孩子，新妈妈用时尚新法育儿，二者间的意见分歧是不可避免的。矛盾处理不当不仅会给紧张的婆媳关系雪上加霜，更会影响到双方对孩子的照料，以及孩子的身心健康。只有一个人，是充当"和稀泥"者的最佳人选，那就是处于这两个女人之间的焦点人物——孩子的爸爸。

孩子的出生，赋予了男人使命感和责任感，育儿不仅仅是女人的工作，男人绝不能当"甩手掌柜"。首先，男人自己要多学习一些育儿经验，包括国外新颖的经验和国内传统的

方法，都要有所了解，这样才能在家中发生"战争"的时候有发言权。

其次，如果两个女人为了育儿的问题发生争执、互不相让，男人不能只当旁观者或劝架者，当务之急是先把夹在中间的孩子"救"下来，等"战争"平息再来考虑该采纳哪个女人的意见。

在老婆面前多念叨传统育儿法的经典，在老妈面前多说说现代育儿法的科学。总之，做一个会哄老婆、会哄老妈，又会哄孩子的好男人，真的不是那么容易。加油吧，孩子他爸！

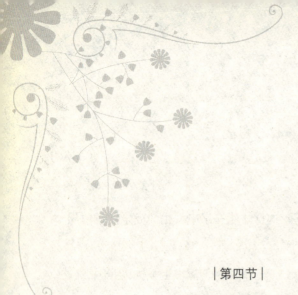

| 第四节 |

巧妙改善婆媳关系

从女孩子第一次去拜见男方家长的那一刻起,处理好婆媳关系就成了她今后的永久功课。在有了下一代后,这个功课就更重要了,老公是婆媳争斗的源头,孩子则是争斗升级的跳板。俗话说"十对婆媳九不和"。婆媳关系的确是千家万户都有的一本难念的经。在隔代教育的家庭中,婆媳不和对孩子的身心健康影响颇深,那么,有什么改善婆媳关系的应对之策?

利用丈夫有必要

妈妈、婆婆、孩子、老公,在这个复杂的四角关系中,老公才是起到决定性作用的"一家之主",家庭关系是否平衡、和谐,全指望这个大男人了。

孩子是家庭的中心，因此怎么教育孩子是婆媳不和的一个重要因素。围绕孩子的养育问题产生的婆媳矛盾经常让父亲和孩子不知所措。对父亲而言，要劝解婆媳矛盾非常困难，一方面，都是自己最亲近的女人，帮谁都不好；另一方面，婆媳都是为了孩子，双方的出发点是一样的，而且都是对的。在这种情况下，假如做父亲的不能平衡好婆媳关系，遭殃的将是孩子。妈妈和奶奶吵架，该听谁的呢？绝大多数孩子都不知道该听谁的。更加不幸的是，有些妈妈还挑拨孩子和老人的关系，有些老人也挑拨孩子和妈妈的关系。这样一来，孩子变成婆媳爆发矛盾的导火索，这个说要这样养育孩子，那个说要那样养育孩子，谁都不相让，双方都希望把孩子拉到自己这边来，并且唆使孩子怨恨另一方。两面夹击之下，孩子的内心是很痛苦的，他们不希望看到两位亲人变成仇人，也不希望自己的所作所为伤害任何一方。他们希望两位亲人能和和气气，给自己带来欢乐，而不是怨恨。

孩子处于这种两难境地中，谁可以来解救他呢？答案就是父亲了。在婆媳矛盾中，起关键作用的就是父亲。婆媳之间争夺的不仅是孩子，还包括父亲。父亲是婆媳不和的起因，而孩子导致婆媳不和升级。解铃还需系铃人，能够缓解婆媳矛盾的，也只有父亲和孩子。这两个人当中，孩子的力量更大，但是智力有限,因此,做妻子的应该学会引导丈夫,让他利用婆媳都是为了孩子这个中心,使孩子成为家庭关系的纽带,来缓解婆媳矛盾。

引导丈夫去改变婆婆有利于缓和婆媳矛盾

即便是这样,婆媳之间还会因为很多鸡毛蒜皮的小事吵起来。这时,做爸爸的如何调解呢?

自从薛刚当爸爸以来,笑容就没有在他脸上消失过。可是自从孩子断奶以后,他脸上经常愁云密布,原因是妻子和妈妈在孩子该不该喝剩奶这个问题上有很大分歧。妻子认为,奶粉冲泡后很容易变质,因此孩子没喝完的奶就应该倒掉。但是妈妈很节俭,剩奶她都会留着,孩子要喝奶时再热一热给他。薛刚左右为难,他既不想让孩子喝"问题奶",也不想让妈妈难过。他苦于找不到办法,这个问题一下子就拖了两年没有解决。

两年来,老人带孩子非常辛苦,薛刚和妻子都觉得妈妈带孩子太累了,但是又不好意思不让他们带孩子,一来怕老人误认为自己嫌他们带不好孩子,二来孩子也非常需要老人。夫妻俩想了一下,觉得让老人出去玩一趟是很好的办法。让老人暂时从带孩子的繁重劳动中解脱出来,一来可以表表孝心,二来说不定可以让老人在同龄人的群体中认识到自己的一些错误看法。于是,薛刚为爸妈特意挑选了一个全是由老人组成的旅行团。妈妈这一辈子都很少出远门,听说可以亲临那些只能在电视上看到的景点,自然十分高兴。老人去旅行之后,薛刚又过上了一家三口的生活,虽然比以前累了点,但是他认为十分值得。孩子在妈妈的正确照料下,没再喝过一次剩奶,身体十分健康。

一段时间之后,老人兴高采烈地回家了。让薛刚夫妻俩意想不到的是,妈妈竟然主动跟他们说,不能再给孩子喝剩奶了。原来,同行的人当中有不少有隔代教养的经验,大家在聊天时说的都是怎么帮助儿女照顾好孩子的问题。薛刚的妈妈从旅友那里了解到了孩子喝剩奶的危害,回来后就主动表示要向儿女多多学习现代科学育儿观念。薛刚夫妻俩听了以后很高兴,一家人又其乐融融了。

薛刚的做法值得广大父母学习。毕竟很多老人一辈子都只在一个地方生活,让老人暂时变换一下生活环境,出远门旅行,既可以让老人开心,又能使孩子暂时脱离婆媳不和的坏影响。距离产生美,也许分开一段时间,让婆媳两人都有放松和冷静的时间,两个人就不会有那么多矛盾,因为孩子产生的冲突也会随之缓解甚至消失。这是一举两得的好事，值得深陷婆媳不和及隔代教育矛盾危害之中的父亲参考。

引导丈夫去改变孩子有利于增进婆媳关系

除了给老人变换生活环境，父亲还应该给孩子变换生活环境，这同样能够取得很好的效果。

晶晶四岁了，按理说，孩子都是乐天派，可是晶晶天天在家闷闷不乐。爸爸、妈妈和奶奶绞尽脑汁都改变不了晶晶的胆小和内向。为此，妈妈和奶奶没有少吵架，爸爸夹在中间非常难受。有一天，他跟几个朋友聚会，其间欢声笑语不断，大家都开怀畅饮。回到家后，爸爸突然想起，自己因为婆媳矛盾整天心烦意乱，可是聚会的时候一点烦恼都没有，那么，经常把晶晶带到别的地方玩一玩，会不会使晶晶的问题出现转机呢？

爸爸知道晶晶渴望坐火车，于是打算周末把儿子带到地铁站。在天真的晶晶眼里，地铁列车就是火车。他听说要去坐火车，兴奋得不得了，高高兴兴地出发了。列车进站伴随着巨大的轰鸣，有时还发出刺耳的声音，但晶晶一点都不害怕，他指着列车头蹦蹦跳跳地大声喊:"火车来啦!呜——"坐在地铁列车上,晶晶觉得一切都很新鲜,他东张西望,一边看一边跟爸爸说自己的感受:"哇,爸爸,火车里还能看到电视呢!""爸爸你听,报站姐姐的声音很好听啊!""咦,爸爸,怎么每次都是这个姐姐报站呢?她是不是在这趟火车上呢?"看见儿子和在家里有天壤之别的表现,爸爸心里乐开了花,他知道自己找到了改变晶晶胆小和内向的方法。

又一个周末到了,这回,爸爸带晶晶去爬山。去爬山的路很远,爬山的路又很长,可是晶晶一点都不觉得累,他迈着小步子到处跑来跑去。爸爸走得气喘吁吁了,晶晶还很有兴致地追蝴蝶,爸爸看见晶晶从来没有这么高兴过,心里别提多开心了。

回到家,他把两个周末晶晶的变化告诉了妻子和妈妈,她们听了将信将疑,决定下次全家人出去玩玩,亲眼见见晶晶的巨变。她们没有失望,在公园里,晶晶非常兴奋,一会儿要妈妈陪他钓鱼,一会儿要奶奶和他一起捉迷藏,爸爸则在一边笑着看。一天下来,全家人都很高兴,婆媳之间也没有发生一次争吵。

此后,每到周末,她们都主动提出要陪晶晶出去玩,有时候还两个人一起陪晶晶出去玩。晶晶变得爱说话了,不仅爱和爸爸、妈妈、奶奶说话，还主动和邻居打招呼，邻居都变得非常喜欢晶晶。大家都说这是爸爸的功劳。

利用男人改善家庭关系

大部分老人是舍掉了自在清闲的生活，离开了长久居住的生活地区和社交圈子来到儿女的身边帮忙带孩子的，这是一种很大的牺牲。因此，年轻父母更应该多孝敬老人，凡事多站在老人的角度去思考一下，不能一有矛盾就指责全部都是老人的不对。即便是老人的错，但他的初衷终归是为了孩子好、为了家好，不然放着清闲的日子不过，凭什么来自找苦吃呢。

城市的生活拥挤而单调，这对孩子的成长是极为不利的。在空余时间里，陪孩子出去玩一玩，让孩子多接触新鲜事物，可以很好地锻炼孩子的胆量、观察能力和思维能力。慢慢地，孩子会变得活泼可爱又聪明伶俐。而孩子的变化会影响家庭关系，尤其是婆媳关系。孩子健康快乐，婆媳之间因孩子出现的分歧也会减少，婆媳关系会慢慢变得融洽。在上面的事例中，晶晶的妈妈和奶奶因为晶晶胆小又内向而爆发了很多矛盾，但随着晶晶逐渐变得外向，妈妈和奶奶的矛盾也随之减少了。可见，爸爸的作用十分关键。

身为父亲，要改善婆媳关系，关键在于变。首先自己要改变，有时要倾向妻子，有时要倾向妈妈，总之要随机应变，权衡好妻子和妈妈的关系。其次要改变老人，给老人变换生活环境，可以让老人短时间里从照顾孩子和婆媳矛盾中解放出来，通过距离产生的美来改善婆媳关系。最重要的是改变孩子，因为婆媳矛盾很大一部分是源于孩子。孩子成长得不好，婆媳之间才会起争端。只要孩子健康快乐地成长，婆媳之间就不会有那么多矛盾。因此，改变婆媳关系的核心在于改变孩子，改变了孩子在家庭成员中的地位、改变了孩子在成长道路上的不良状况，就转移了婆媳矛盾的中心。可见，孩子是家庭关系的纽带，也是改善婆媳关系的突破口。身为婆媳关系的焦点，又肩负着指引孩子人生道路的重任，父亲在这方面有很多工作要做。身为妻子要善于利用这一点。

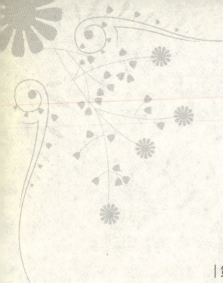

| 第五节 |

嘴甜的媳妇没亏吃

记得《双面胶》里亚平曾经感慨过：如果丽娟是个嘴甜的儿媳妇，家里也就不会有这些矛盾了。在这个世界上有一种关系，是几乎所有女人都想要打理好的，那就是婆媳关系。无论你是高素质的婆婆，还是没文化、霸道、小心眼的婆婆，都离不开家常话，而家常话也最容易沟通和交流，所以和婆婆相处得哄着婆婆，就得用最平常的家常话哄着。而编剧们似乎也嗅到了这里的市场有多广阔，所以近年来荧屏上充斥着不少关于这一话题的电视剧。其实想要处理好婆媳关系也不是很难，老人就跟小孩一样需要哄。

"会哭的孩子有奶吃"

前不久,王丽的婆婆和公公回老家,两周后还没有回来的意思,儿子非常想爷爷奶奶。

"妈妈,你不想你的妈妈吗?"

"外婆不是在这儿吗,怎么想?"

"我说的是奶奶,我都想奶奶了。"

王丽那个迷糊的儿子今年三岁了,总分不清楚奶奶是爸爸的妈妈还是妈妈的妈妈,他总认为,妈妈是奶奶的女儿,爸爸是外公的儿子。在结婚前,就有很要好的同事提醒王丽,说她将跨入的是一个难处的大家庭,上有公婆,下有五个大、小姑子,老公是独生子,这样的家庭里,光是唾沫星子都足以淹死人。进入一个新家庭,刚开始大家都在相互适应,矛盾自然有,但都是小矛盾,王丽不记仇,婆婆也不记恨,所以相安无事。等儿子出生后,关于育儿的矛盾日益增加,不过王丽坚持一个原则:不和婆婆正面冲突,不记婆婆的仇。

儿子两个月时王丽就上班了,七十岁的婆婆和请来的小保姆一起带孩子,一天从早忙到晚,很累。王丽每天出门前对儿子说:"佳佳,你要乖乖的哦,不要让奶奶和姐姐太辛苦了。"晚上回家又对儿子说:"你今天乖不乖呀,是不是又折磨奶奶了?"其实婆婆知道,这些话都是对她说的,所以每次王丽说的时候,婆婆都会说孩子很乖。后来儿子慢慢长大了,每天出门玩的时候,婆婆总是没有原则地要背儿子,王丽看到一次就说一次,同时教育儿子要心疼奶奶,奶奶的腿不好,你要奶奶背你,你就不是乖孩子。每每这个时候,婆婆嘴上都说没事。

当儿子对婆婆说话不礼貌的时候,王丽会很严肃地告诉他,你伤害了我。儿子很奇怪,王丽会告诉他:"奶奶是我们最亲的人,最爱我们,奶奶伤心,妈妈也伤心。"

王丽在实际生活中为婆婆做过的唯一一件事就是婆婆肠癌手术的时候,王丽轮班照顾了两个晚上。姑子们照顾妈妈是很正常的,可王丽不可能让老公去照顾婆婆。手术后下身是光的,虽然是亲生儿子,可也不自在呀。所以王丽理所当然地负责婆婆的贴身事务,端尿、按摩、擦身体。手术后,姑子们都对王丽非常客气,婆婆更是把王丽一家照顾得无微不至,只要你说今天什么菜好吃,明天绝对还有这菜,量比今天还多。要是从娘家回来说吃了什么菜,明天婆婆也会做这个菜。老公总是不服气地说婆婆太"溺爱"这个儿媳妇了。

王丽做儿媳妇的五年多时间里,婆婆为王丽家付出了很多。当大家下班匆忙赶回家做饭的时候,王丽回家就可以吃上现成的可口饭菜;当公司临时有事,大家都在为接孩子发愁时,王丽只需要一个电话,婆婆就会把儿子给带回家。而王丽为婆婆做得最多的可能就是嘴皮子上的功夫吧!"谢谢你!婆婆,做你的儿媳妇很幸运,委屈你了……"

学会装傻,学会豁达,学会卖乖,其实,和婆婆相处并不难

袁亚的月子是妈妈照顾的,虽然婆婆好像也有来的意思,但是最终袁亚还是坚持让妈妈来了。因为和婆婆在生活习惯、观念上有很大的差异,袁亚担心和婆婆相处不好。出了月子袁亚就和妈妈回老家了(娘家和婆家在一个地方)。妈妈是家里的主心骨,妈妈来照顾袁亚的几个月里,袁亚爸爸的生活质量严重下降。所以,休完产假,袁亚不得不把公公婆婆请来带孩子。

和公婆相处了一个多月的时间,刚开始真的很不习惯。婆婆总说袁亚的奶不够之类的话,还学会了想方设法地霸占着孩子,袁亚抱着不超过五分钟就会被婆婆要走,袁亚实在不

好意思不给。由于老公大哥的女儿是婆婆带大的,所以面对初为人母的袁亚,婆婆在带孩子方面难免有点自信过头,认为袁亚什么都不懂。医生说孩子侧着睡好,袁亚讲给婆婆听,婆婆居然说医生放屁,小孩要平躺着,头要睡得扁扁的才好看。总之,袁亚说什么婆婆都有话等着反驳她。好在后来袁亚逐渐总结出了跟婆婆相处的三招。

1. 装傻

慢慢地,袁亚终于看开了。婆婆说袁亚奶少,袁亚就装傻,装没有听见,坚持纯母乳。其实袁亚的奶完全够宝宝吃,现在婆婆再也不说奶少的话了。宝宝一闹就主动把宝宝塞给袁亚。

2. 豁达

婆婆特喜欢抱着孩子,袁亚现在能抱着宝宝的机会很少。刚开始袁亚老觉得是婆婆在跟她抢宝宝。现在想开了,转念一想,如果婆婆不帮着带宝宝,自己也不会这么闲,天天上网玩呢,她爱抱就抱吧,那是她的孙子,有血缘关系的。但亲妈和奶奶终归不一样,奶奶始终不能和妈妈比,长大点他就知道了。想到这儿,袁亚也释然了。

3. 卖乖

在这一个多月里,袁亚渐渐学会了卖乖。有一天婆婆说天冷了，她穿短袖有点冷。于是，在老公回来的那一天，袁亚专门在公婆都在的场合对老公说："妈说短袖冷了，我们去给她买个长袖吧。"老公欣然同意。他们就全体出门，买了个毛衣，虽然就160块钱，婆婆却一边笑一边说太贵。后来大家还给公公买了件外套。

袁亚还把自己的医保卡留给婆婆让她买药，因为她膝盖疼，天天吃镇痛的药。

在家里，公公负责买菜，可他从来不舍得买肉，每次都是袁亚抽时间买肉回来。虽然他们还是会埋怨肉太贵，但还是很开心。

还有很多类似的事情，婆婆经常念叨她的育儿经的时候袁亚就装没有听见，一笑而过。如果真有什么矛盾的时候，袁亚会首先跟老公说，告诉他科学的育儿方法应该是怎么样的。老公会在袁亚不在家的时候给婆婆打电话，这样事情就解决了。有一次给宝宝喂米粉就是这样。由于袁亚的宝宝才四个多月，刚开始加辅食，有一天袁亚去上班之前交代过，第一次添加辅食要少喂一点，喂一勺就行了。结果袁亚中途回来喂奶的时候发现婆婆居然给孩子喂了一碗。袁亚说："妈，您喂得太多了。"婆婆没有理袁亚。后来袁亚到了单位，给老公打了个电话，讲清了利弊，后来老公找了个适当的机会给婆婆打了电话。不久之后,袁亚有一次在家给宝宝喂米粉,婆婆还说袁亚水加多了。婆婆能够很快接受科学的育儿方法,袁亚感到很欣慰。

其实,人与人的相处就是以心换心。

现在公婆对袁亚很好,袁亚也一样很孝敬公婆,她很庆幸遇到这样通情达理的好公婆。

六句贴心话教你做个嘴甜的好媳妇

1. **您穿这件衣服很合适。**

当婆婆穿了一件她自认为不错的衣服时,你千万别装着没看见,你得说"您穿这件衣服很合适"之类的话,让婆婆感觉到你对她的关注和赞美。

2. **您太会买东西了。**

这也是一句很实用的家常话,如果婆婆买菜回来什么的,一般媳妇都要问:"这菜多少钱一斤?"不管婆婆说多少,你都要说:"您太会买了,比我买的便宜。"这是夸她会持家。

3. **您孙子(或孙女)整天念叨你。**

当你休息日领着孩子去看公公婆婆的时候,你可以进屋就说这句话,婆婆听了会特别高兴,会觉得这个可爱的小孙子天天想她，让她觉得有盼头，哪家婆婆不溺爱小孙子呢？

4. 您看上去还是很年轻的。

其实，这句话对每一个人都适合，无论男女老少。当然对于女人来说，她们更喜欢别人说她们年轻。但说这句话时要注意尺度，不能过分夸张，否则婆婆会认为你很虚假，一定要让婆婆感觉你是从心里说出这句话的。

5. 您做的这道菜太好吃了。

不论是厨师，还是一般的家庭主妇，都喜欢你对她做的菜有一个好的评价。当你在婆婆那里吃了一道婆婆亲自炒的菜时，你别管它味道怎样，说这句话没错，婆婆听了一定很高兴，但是要用行动来配合，那就是吃，吃出你的真诚。

6. 您说得没错。

这是一句很实用的哄婆婆的话。生活中很多场合下这句话都能派上用场，只要你和婆婆在一起，婆婆总会与你说些什么话，或者是提出什么建议，即使婆婆是在给旁人提建议，你都可以说"说得没错"这样的话，这会让她感觉你是她的支持者。

其实，老年人就是需要哄，需要在平常的生活细节中得到夸赞。人都是这样的,总喜欢多听溢美之词,听了心里就会舒坦、高兴。我想,只要做儿媳妇的平常能有意识地做到对婆婆的关注和支持,婆媳关系也就好处多了。生活中这样平常的家常话非常多,而且很实用,关键看你是否用心去做。

Part Three

新妈妈和孩子的关系 | 第三章

所有的爱都是以「和」为目的,
唯独一种爱,
从开始就意味着分离,
这就是伟大的母爱。

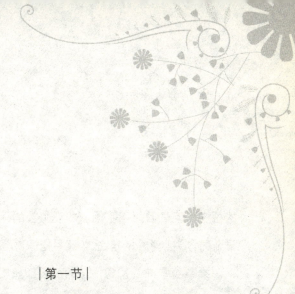

| 第一节 |

孩子不离身,是你需要还是孩子需要

一边抱怨着带孩子的辛苦,一边又乐此不疲地包揽着孩子的所有事务,这样矛盾的状况,通常都会在新妈妈身上展现得淋漓尽致。多了一个小孩子,就真的增添了做不完的事情吗?是不是只有妈妈无微不至地照顾,孩子才能茁壮成长?罩在美丽的玻璃罩下的幼苗是最健康的吗?

都离我的孩子远点

王丽今年四十岁,与丈夫结婚将近十年了。王丽婚后一直渴望能够尽快拥有一个可爱的孩子,可惜上天似乎总是喜欢捉弄她,有过三次怀孕经历的她,都遗憾地没能保住得来不易的宝宝,在孕早期就毫无征兆地流产了。尽管她做了详尽的检查，但依旧原因不明。悲观失望的王丽就这样打消了做母亲的念头。意外的是，去年三月她惊喜地发现自己又怀孕了，兴奋掺杂着些许的忧虑，王丽每天都如履薄冰小心翼翼，一直到度过整个孕期。为了孩子能够健健康康地诞生，王丽一检查出自己怀孕，就辞职在家保胎。各种难以下咽的保胎中药，都被她当作琼浆玉液，一顿也不敢落下。每次孕检都丝毫不敢怠慢，直至确认胎儿依然健康才敢稍微踏实一点地走出医院。更加神经质的是，孕期的各种细微变化她都会放大N倍来看待，胎动频繁担心胎儿缺氧，胎动减少还是担心胎儿缺氧；自己的运动量不够担心不能顺利生产，运动量过大又担心早产……全家人也都被王丽折磨得快要崩溃了。好在在王丽的万般小心下，她终于与健康的孩子见面了。如她所愿，孩子健康漂亮，她悬了九个月的心终于落地了。殊不知，更多的麻烦还在后面等着她呢。

得知自己荣升为奶奶的王丽的婆婆，第一个自告奋勇来帮忙带孙子，还特意在山西老家，一连几天赶制出了几套婴儿被褥。带着激动兴奋的心情和亲手制作的婴儿衣物，婆婆一天也没多耽搁地飞到了北京。可是令老太太万万没有想到的是，终于与孙子见面的她，头三天愣是没机会抱一抱孩子，这可令婆婆十分不悦，随即就把状告到了王丽的老公那里。

原来这三天是这样的：婆婆第一天是下午到达王丽家的，王丽是个略有洁癖的人，婆婆刚到家还没来得及歇一会儿，就被儿媳妇劝着去清洗了，从里到外、从上到下全部清洁干净，耗去了将近两个小时的时间。好不容易沐浴更衣结束，小孙子已酣然睡去，无奈只得等了。三个小时过去了，婴儿房内传来小家伙的叫喊声，欣喜的婆婆刚从沙发上起身，王丽便一个箭步飞奔到婴儿房内安抚睡醒的孩子。临近晚饭时间了，王丽逗孩子玩了会儿，就央求着婆婆去做饭，为了自己儿子回来能吃口热饭，婆婆只得遵从吩咐了。晚饭后，又是给孩子洗澡，又是哄孩子睡觉，忙碌的一天就这样过去了。婆婆眼巴巴地瞅着孙子，可就是没机会抱。第二天第三天也基本如此，王丽总是有各种理由时时刻刻守在孩子身边，冷了热了、渴了饿了、翻了困了，妈妈总会在第一时间出现并满足孩子的各种需求，就算是孩子高兴地自己玩手指头的时候，王丽也会把孩子抱在怀里。用王丽的话说就是："这样才能给孩子安全感。"

婆婆在这里待了一个月，终于忍无可忍地提出回家的要求。已经习惯被人照顾的王丽，只得又把自己的妈妈请了过来。虽说王丽不像冷落婆婆一样忽视自己亲妈，但在照顾宝宝上面基本上都是亲力亲为，无论是妈妈还是婆婆，都有被当作保姆一样使唤的感觉，这让全心全意来帮忙的老人们很是不舒服。在王丽家经常能够看见的一道景观就是，孩子像个小树袋熊一样，挂在妈妈的身上，无论妈妈做什么事，甚至是吃饭，都会用婴儿背袋把宝宝"挂"在身上。日子长了，孩子也自然而然地养成了喜欢被抱着的"坏毛病"，看不见妈妈，就焦躁苦恼，见到妈妈，就抓着衣服使劲往妈妈身上爬。随着孩子一天天长大，体重自然是与日俱增，再也抱不动孩子的王丽，开始抱怨起做妈妈的辛苦，有时甚至会对儿子的"黏腻"感到厌烦，但这样的结果，是谁一手种出来的呢？

还孩子自己的小天地

很多新妈妈的脑中都有一个常规的错误认知，那就是孩子的世界中只有我。其实这只是妈妈的一种投射性思维。初为人母的女人，是母爱泛滥的高潮期，母亲的眼中和心中尽是孩子的一举一动、一颦一笑，很多母亲都是以孩子为中心地生活着，甚至整个世界中只有孩子一个人的身影，无论孩子是否有需求，母亲都时时刻刻守候在孩子的身边，似乎只有这样才算是尽到了母亲的责任，才能让自己安心。而也正是因为这种想法，很多好动的宝贝失去了自己活动的小天地。

孩子们失去的不仅仅是一块不大的自由活动的空间，更多的是发展自我认知能力、了解周边世界的机会。某个特定的年龄段，是发展某种认知的最佳机会，错过了，就不可能重新来过。

婴儿期是各种认知能力发展最迅速的时期，让孩子有更多的机会接触到不同的人、不同的环境和不同的事物，对孩子的认知发展具有很好的促进作用。给孩子一片相对自由的天地，妈妈可以在旁边看护，鼓励孩子去触碰他所好奇的新鲜事物，鼓励孩子与妈妈以外的人接触，大些的孩子可以多与同龄孩子一起玩耍。以上所有情况，都比妈妈时刻把孩子揽在自己臂弯下的成长空间要大很多。有些妈妈可能会有顾虑，孩子那么小，他能保护自己不受伤害吗？请妈妈们不要低估了孩子的能力，只要大人在一旁做好看护工作，紧急情况下给予及时保护，其他状况还是让孩子自己跌跌撞撞地完成吧。

不要剥夺孩子成长的权利

有跌倒才会有爬起，有失误才会有成长，很多父母都义无反顾地替孩子承担起了成长的责任，留给孩子的只有遵从和跟随，这样活出来的人生到底还是不是孩子自己的人生呢？即便孩子再小，自他从母体分娩出的那一刻，就不再与母亲同体了,孩子有自己的思维,有自己的活动方式,跟母亲再亲密,也是两个人。

实际上,很小的孩子就有"独处"的需要与能力了,有研究发现,一岁内的婴儿就会自己玩,而且能听着音乐很愉快地独处。但因为婴儿活动能力有限,所以"独处"表现并不明显,随着年龄增长,孩子的自由度越来越大,可以主动选择"离开人群,一个人待着"的时候,"独处"才被大人们特别地留意到了。所以,"独处"并不是孩子们不正常,而是大人们不习惯而已。而且越是一心放在孩子身上的大人,越是不习惯孩子的"独处",越是想让孩子百分之百向自己敞开心扉,越是想去占用孩子独处的时间。因此,在这里,不仅要建议父母珍惜孩子的"孤独",也要建议父母定期体验一下"独处"的快乐,让自己与孩子保持适度距离,给自己一个思考和历练的空间。

母亲比孩子更需要亲密关系的建立

女人生育后,在原来被宠爱的娇妻之外,又附加上一个新的角色——施爱者"母亲"。新的角色需要新的自我认同,于是母亲便会以无微不至地关爱孩子来获取这种自我认同感和价值感,似乎只有无时无刻地围绕在孩子身边,才能做一名合格的妈妈。其实这只是妈妈为了满足自己的需要，而在无形之中把自己的内心感受投在了孩子的身上。

新妈妈在还没有来得及理清并适应自己的新身份新角色时，就要开始承担起周围舆论的压力。做个"好妈妈"是应该的事情，妈妈只要有半点疏忽，就会招来周围亲友的一通数落和指点。为了避免让自己陷于这样麻烦的境地，新妈妈只能寸步不离孩子的身边，以确保没有不良事件的发生。更重要的是要用行动告诉身边喜欢指手画脚的人："我已经如'贴身丫鬟'般伺候着了，已经很尽力地照顾孩子了，我不需要别人的指点。"

另外，初为人母的妈妈们，很容易把自己全部的注意力都放在孩子的身上，与此同时，当然需要得到孩子百分之百的回应，心理才会更加平衡。孩子的看护者也许不是只有母亲一人，也许还会有孩子的奶奶、姥姥等亲人，对于孩子来说也未必只会跟母亲一个人关系密切，也有可能和她的日常照料者爷爷奶奶或者姥姥姥爷关系更好。而这恰恰是历尽千辛万苦才把孩子带到这个世界来的母亲最不愿意看到的事情，因为这在母亲的心里意味着失落和失败的双重感受。所以，母亲无时无刻不在竭尽所能地建立和拉近母婴间的情感联系。

学会享受忙里偷闲

母婴之间有着割不断的血脉亲情相连,妈妈们大可不必过于忧虑孩子到底是不是和自己最亲,只要你承担起一个母亲应该尽的责任和义务,在工作之余多跟孩子说话和游戏,在孩子心里你永远是个好妈妈。如果你见到孩子和其他照料者亲近黏腻也没必要暴跳如雷或者急于自我否定,因为孩子还小,并不完全懂得真正意义上母亲的含义和母亲对自己的重要性,多一点耐心,等孩子稍稍长大一些,不用太久,三或四岁左右,大部分孩子就会很黏妈妈。到那个时候,你会被孩子无限烦扰,想有个自己清静的时间都难,所以,还是好好珍惜眼前这并不富裕的得来不易的宁静时光吧。

妈妈们不妨利用有限的空闲时间,犒劳一下整日为孩子操劳的心,一个人逛逛幽静的公园,听一场辉煌的音乐会。也可以抓来老公去回味一下久违的二人世界的甜蜜。这些安排既可以缓解和松弛往日紧绷的神经,又可以增进因照料孩子而不知不觉中忽略的夫妻情感,何乐而不为呢?

| 第二节 |

妈妈的坏情绪会第一个传递给孩子

"越忙越乱，越乱越忙"，这样的感觉你是否经常有？每当你正忙得如同热锅上的蚂蚁的时候，孩子准是应景般地开始哭闹。当你放下手里的活儿赶过去安抚孩子，想要尽快返回干活儿的时候，有没有发现，此时的孩子很难安抚。不要抱怨孩子不体谅妈妈的辛苦，原因在你，不在孩子，是母亲的坏情绪打扰了孩子的安宁。

孩子最懂妈妈心

雨辰是个全职妈妈，由于公公婆婆和父母都在外地，并且都有各自的工作要忙，没有时间帮雨辰照顾孩子，所以她只得一人肩负起照顾家庭和孩子的重任了。雨辰家中经济状况并不算富裕，丈夫是外企职员，虽说挣的钱足够养活她们娘儿俩，但总想给妻子雇个育儿嫂帮忙照顾孩子，还是觉得心有余而力不足。自从家中多了个孩子，各项开支都大大增加，偏偏雨辰的奶水又不好，每月四大桶奶粉的开销就是一个不小的数目。加上尿片、孩子的衣物用品等的开销，这个新三口之家几乎成了月光族。

雨辰本就是个敏感的女人，不愿意因为全职在家相夫教子而每天过着自认为的"寄人篱下的生活"。起初，她设想的是休完产假就重返工作岗位，雇个好一些的育儿嫂在家带孩子。但经过多方了解，雇好一些的育儿嫂的开支完全不比她这个都市白领挣的数目少。后来又听邻居说自家阿姨对孩子怎么不好，很多人都劝她千万不能把孩子交给阿姨一个人带，太不放心了。这诸多的原因，最终使得雨辰打消了重返工作岗位的决心，只能暂时在家里做全职妈妈。但生性好强的雨辰并不甘心，为了不遭婆家的"白眼儿"（谁让咱肚子不争气没能生个男娃呢），为了减轻丈夫的压力，雨辰决定在家工作。经过多方了解和仔细斟酌，在孩子半岁后，雨辰在网上开了一家销售婴幼儿服装的网店。雨辰利用周末的时间，把孩子暂时交给丈夫照看，自己出去采购货源，给服装拍照，再上传至网店，常常是一个双休日下来比平常的日子还要辛苦劳累。总算功夫不负有心人，雨辰的网店生意还算红火，但随之而来的是更加忙碌的生活，她渐渐变得不像以前那样镇定沉稳了，人也容易焦虑和急躁了。

雨辰每天的工作除了照顾孩子，就是打理网店，电脑是从起床到睡觉一直开着，询问货品的信息呼叫响个不停，雨辰只能趁着孩子睡觉的时候，整理出售的货品，打包并发出快递。但随着生意越来越好，工作量也越来越大了，闲暇时间越发不够用了。没办法，在孩子吃饱睡醒心情还不错能自己玩会儿的时候，雨辰也开始忙活起网店的事情了。一天晚上，雨辰的丈夫加班，只有雨辰自己忙着给孩子做饭、喂饭、洗澡……经常在网上购物的人都知道，晚上是一天购物的高峰时段，也是最后一个集中发货的时段。雨辰网店的对话窗口一直闪个不停，不断有人下单购物。雨辰只能忙里偷闲地看下聊天记录，并在脑中盘算着赶在最后一波时间里把快递发出去。可偏偏有个很难缠的客户，问题很多，雨辰一直压抑着焦躁的心情回答问题。不知不觉二十分钟过去了，在一旁自娱自乐许久的孩子不高兴了，咿咿呀呀地叫喊着，见叫喊不管用又立马升级为哭喊，被客户折磨得焦躁不堪的雨辰只得先过来安抚孩子，但没想到的是，一向乖巧的女儿，此时越哄越闹，完全没有安静下来的迹象。雨辰在孩子的哭闹中终于没压住怒火，一边训斥着孩子，一边气哄哄地把电脑关了。此时的雨辰一肚子的委屈，一肚子的怨愤，一肚子的坏情绪，她很想尽快安抚好烦躁哭闹的女儿，但似乎这种坏情绪不由自主地迅速感染了女儿，孩子嗷嗷哭闹，大人默默流泪，好像连空气都凝结了……

孩子也会察言观色

别以为只有经过社会洗礼的成年人才懂得察言观色，小小的婴孩对大人的喜怒哀乐同样具有敏锐的观察力。每当孩子学会一个新本领的时候，总会炫耀似的看看妈妈，如果此时妈妈也很欣喜，并给予鼓励，孩子的内心会认为："嗯，妈妈喜欢我的表现，妈妈很爱我。"反之，如果你是一个整日神经质、焦虑、烦躁的妈妈，孩子看到这样的母亲时，心里就会想："是不是我不够乖，让妈妈讨厌我了？"为了博取母亲的开心和欢喜，孩子往往会压抑很多自己的本性，去迎合大人的喜好，久而久之，孩子要么变得很两面派，要么就会变得越来越孤僻和抑郁，严重的话还有可能造成自闭症。

有一件曾经发生在我自己身上的真实的事。一个小假期的中午，家里来了很多客人，我一大早起来就开始忙忙碌碌地准备茶水、水果和午餐，不知不觉就忙到了中午。一直由母亲照看的小家伙不高兴了，这个时间段刚好是他闹觉的时间，他哭闹着一定要我来哄他入睡。正在厨房忙得热火朝天的我，不得不关闭炉灶，洗洗手，跑去卧室哄孩子睡觉。虽然我人在卧室，心却在厨房，一心只想快点把孩子哄睡了好出去做饭。抱着、摇着、念着歌谣……半个小时过去了，孩子还是哼哼唧唧地闹着，此时我的心里也很是焦急。这时很有育儿经验的姑姑走进来，从我手中接过孩子，示意我出去，我也正乐得如此，转身带上房门，重新回到厨房继续忙活起来，心里却嘀咕着：孩子被不常见面的姑姑抱着，恐怕更是很难入睡了。但令我没有想到的是，也就过了十分钟的样子，姑姑悄悄地走出卧室，孩子已经安然熟睡了。我惊讶于此，姑姑解释说："你的心不静，孩子自然也静不下来。"事后我仔细思量着这句话，确实是有一定道理的。当人的情绪焦躁不安的时候，心率自然会加快，皮肤的温度和皮肤电反应也会有细微的改变，这一切变化都逃不过孩子的敏锐感觉。所以，如果想要孩子的情绪稳定，首先要确保妈妈有良好的心态和情绪状态。

化解职场坏情绪

无论是在职的妈妈还是兼职工作照顾孩子的妈妈，都面临着同样一个困扰自己的问题,那就是职业角色和母亲这个角色的冲突,孩子越小,这种冲突有可能越大。一岁以内的孩子,对于母亲的依恋度很高,事事都需要妈妈的关心和呵护,自然要占去妈妈很多的时间和精力。那么到底是应该以工作为重,还是以照顾孩子为重呢?这就要视自己的家庭状况而定了。

首先问问自己,在你的心里,你认为哪边更重要?答案没有错与对。如果认为工作更重要,完全可以将重心偏向事业,只要能够安排合适的人选照顾孩子就没有问题。如果认为孩子更重要,那就花多一点时间和精力在孩子身上,甚至是做个全职妈妈,只要自己开心,也没有问题。

问题就在于社会角色和母亲角色的混淆,和新妈妈过度的自信和贪心,既想要成就自己的职业梦想,同时又对疏于照顾的孩子心生愧疚,想要极力弥补对孩子的亏欠,反而让自己疲惫不堪,结果两边都没照顾好。其实你只要掌握一个原则,就能够轻松化解这种矛盾带来的坏情绪,那就是大家都耳熟能详的那个词——"专时专用",这是避免角色混淆的一个简单方法。在工作的时间段内,尽量把工作安排紧凑,把应该完成的工作都在工作时间内完成,这样的话就不需要把未完成的工作带回家去做,占用私人时间了。相应的,下班以后的时间,你就是一个完完全全的母亲,你的时间和精力是属于家庭和孩子的,尽量不要把职业化的角色带回家。对于在家工作的兼职母亲,同样可以给自己划分出一个工作与居家的分界线,在对的时间,做对的事。

想要清晰区分自己的不同角色,需要一个适应的过程,因为你原本的生活习惯将要被重新规划。如果你暂时无法做到界限分明也没关系,不用心急,只要在恰当的时间段,刻意保持自己的角色,提醒自己现在是工作者或是母亲,用不了多久,你就能建立起新的生活习惯。

化解家庭坏情绪

家中多了一个小小的成员,往往会给整个家庭带来大大的麻烦和矛盾,比如育儿理念的冲突,教育观念的不同,等等。这些矛盾和冲突在无形中破坏着良好和谐的家庭气氛,"战争"的爆发也对每个家庭成员的情绪造成了不良的影响。而在整个家庭中,与孩子相处和接触最为密切的人就非母亲莫属了,学会化解家庭冲突造成的不良情绪,是一个合格的母亲必须具有的素质之一。

从源头阻断家庭坏情绪的产生。

为了避免家庭矛盾的发生,和先生统一战线很重要。让彼此互为对方家庭的枢纽,妻子对婆家的意见和建议通过老公加工后传达,先生对岳父母家的意见和建议通过妻子加工后传达。与此同时,可以定期举办家庭学习小组,大家一起交流一些育儿经验或者读育儿读物,不仅能够避免更多矛盾的产生,也可以在娱乐中增进彼此的感情。

对坏情绪的迸发及时叫停。

因为孩子的到来,家庭成员间有了更多的接触,发生矛盾的几率也随之增加,如果在交往中不可避免地产生了冲突,当坏情绪被激活的时候,建议你要立即冷却。此时的你可以回头看看独自玩耍的可爱的孩子,因为家庭战争的第一受害人就是孩子。一切矛盾都尽可能放在家庭之外去解决。

疏解家庭坏情绪。

当你的情绪因为家里诸多鸡毛蒜皮的麻烦困扰而跌落谷底或者焦躁不安时,不妨用一些安抚情绪的小技巧来让自己的情绪缓和下来。比如在家中放一些舒缓优美的背景音乐,不仅可以缓解自己的坏情绪,还可以顺便开发孩子的音乐情商。

也可以在风和日丽的日子，带上孩子外出散步，既增进母子情感，同时也可以舒缓紧张焦虑情绪。

化解自己坏情绪

情绪本身就是一幅有抑有扬的曲线图，并且在很多时候不受我们意志力的控制。所以人只要是生活于这个世界中，无论是在家庭生活中、职场中或是其他任何领域中，都免不了会有情绪化的阶段，学会自我疏解，不仅对新妈妈这个角色有用，对你的其他角色同样有用。所以，当你处于情绪低谷时，你可以这样做：

约上三五好友逛街、聊天。总之去做一些女人们喜欢做的事情。

独自去 SHOPPING。当然小心提防被称为"购物狂"。

找个风景优美，最好是多点绿色的自然环境，独自享受半天属于自己的宁静时光。

利用闲暇时间看书，大量进行阅读有静心的作用。

……

能使自己开心起来的方法有很多,只有你能够发现最适合自己的。在此过程当中你只要记得一句话,那就是:"只有自己首先做个开心果,才能让孩子身心愉悦,甚至还能将好的情绪扩散至身边的每一个人。"

| 第三节 |

亲子关系的培养是孩子成长的奠基石

亲子关系这个词，越来越多地被人们所熟知，人们通常觉得它无非就是指父母与孩子的关系。真的那么简单吗？亲子关系是孩子在他的人生当中接触到的第一种人际关系，也是人际关系中最重要的一环，这种早期经验会影响孩子一生，包括今后人际关系的建立情况，甚至是人格的稳定。

别怪孩子不听话

露娜是个不折不扣的北漂，大学毕业后，她就只身来到北京闯荡。要说这个女孩子还真是要强努力肯吃苦的性格，凭借自己的能力很快在北京站稳了脚。虽说工作和生活都十分顺利，但一个女孩子独自在北京生活还是会有很多艰难和寂寞。在来北京打拼五年之后，露娜也顺理成章地有了自己的小家。露娜的丈夫也同是北漂一族，在北京一家私企上班，收入不算很高，但工作是绝对忙碌，小两口就这样过着快节奏的、紧张的都市生活。工作家庭双丰收的夫妻俩，在结婚后的第二年计划起了要个孩子的事情，可是没有自己的住房，没人照顾孩子，两个人的工作又都非常忙……这诸多的现实问题摆在眼前，令小两口在生育问题上打了退堂鼓。可是时光不等人，又过了三年，转眼间露娜已年过三十，加之双方父母都催促他们快点要个孩子，禁不住家长和周围朋友的压力，"造人"计划终于被列入日程。一向好运的露娜从备孕到怀孕都是那么顺利，只是因为她和爱人的户籍都在外地，准生证办起来有那么点曲折，直率的露娜索性向单位申请了产假，提前一个月回老家待产了。

　　幸福的时光总是过得很快，产后三个月的露娜由于提前休了产假，不得不提前回到公司上班。北京的竞争是多么惨烈，这一点露娜十分清楚，即便是再舍不得可爱的孩子，也得狠心回到北京继续沿着原来的轨迹生活。露娜和丈夫比原来更加忙碌，早出晚归还免不了要经常加班，夫妻俩不能带着孩子一起生活，权宜之计只得将孩子暂时留在露娜的妈妈家，由姥姥姥爷代为照顾，等小两口的状况好一些，再考虑将孩子接回北京的事情。

　　一晃就是三年过去了，在这煎熬又漫长的三年当中，露娜对孩子的思念一刻也没有终止过。她满心愧疚，感觉自己欠孩子的太多了。没有足够的母乳喂养，没有时间陪孩子游戏，更没有能够见证孩子的每一步成长经历。在这三年期间，每逢大小节假日，露娜都会在第一时间赶回老家，与孩子共度短暂的欢聚时刻。孩子也渐渐习惯了一年当中也就那么几天才能够看见妈妈，孩子逐渐对妈妈的出现和离别变得并不那么关注了，依旧可以每天开开心心地和老人愉快度日。然而妈妈的心里却是越来越失落了，她感觉自己在孩子的心里像个可有可无的过客，这种滋味实在是太难受了。为了改变这样的局面，露娜积极地在北京联系各家幼儿园，就盼望着孩子到了入园的年龄，能够每天都在自己身边。日盼夜盼，露娜终于盼来了与孩子团聚的日子，她在入园头几日就迫不及待地把孩子接回了北京，为了避免孩子换了新的环境不适应，姥姥也陪同孩子一起来了北京，先陪孩子过渡一段时间再走。

　　孩子刚到北京很不适应，每天只会黏在姥姥身旁，对上幼儿园也是十分排斥，每天都要经历一场哭闹才算作罢。不仅情绪上面不好，就连身体也是经常生病。为了能让孩子尽快适应，姥姥回老家了，留下一个哭得撕心裂肺的孩子和一对心如刀绞的父母。半年后,一家三口的生活总算是步入正轨了,但问题接二连三地出现,打破了露娜对三口人幸福平静生活的美梦。露娜渐渐发现,孩子的性格与三岁前有了很大变化,不再是那个乖乖懂事的孩子了,而是逐渐变得缄默、孤僻,脾气也越来越大,大人的做法稍不如意,就会哭闹喊叫,甚至是踢打父母、毁坏东西,父母的话很少会听,无理的要求越来越多。露娜渐渐发现孩子越来越不好管教,越来越不听话了。原本好好的孩子怎么一下子变成了这样呢?真的是孩子越大越不听话吗?

其实真正的原因在于露娜和丈夫与孩子亲子关系的建立,早在开始就没有打下良好的、稳固的基础。在孩子开始认生并逐步出现分离焦虑的时候,守候在孩子身边的是姥姥,而不是妈妈,从此,在孩子的心目中,姥姥成了不可替代的最亲的人。而当孩子处于三岁第一叛逆期的年龄的时候,露娜为了弥补孩子曾经失去的母爱,强行把孩子接到身边,让孩子第二次体会到了分离焦虑,因为最最亲爱的姥姥离开了自己。在孩子还没有足够时间修复与母亲的关系时,母亲对孩子的要求过多甚至责骂孩子,当然会激起孩子更为强烈的反抗。所以,孩子不听管教不是孩子的错,而是父母的失职,是亲子关系基础薄弱的体现。

三岁看大，七岁看老

一个人为人处世的基本态度、行为模式以及人格结构，在婴儿期的亲子互动过程中就早已奠定基础，之后再经过儿童期、青年期等重要阶段的发展，逐渐形成个人的独特人格。亲子关系直接影响子女的生理健康、态度行为、价值观念及未来成就。

一岁以内是建立孩子与父母依恋的关键期，这个黄金时期错过了就再也弥补不了了。在此阶段，父母亲应该尽可能多抽出一些时间陪伴孩子成长，至少要与孩子生活在一起，而不是将孩子托由老人照顾。

三岁的孩子第一次有强烈的独立倾向，也就是家长感觉到的"逆反"，他们开始要求"我自己来"。尽管他们会把饭吃得到处都是，把东西弄得乱七八糟，但他们还是要求自己干，而不让家长帮助。这时家长不要强迫和压制孩子的独立意识，而要因势利导，训练和培养孩子的独立操作能力。在思维能力上，这时的孩子开始具备具体形象思维，口头语言表达能力迅速发展，家长可以开始给孩子讲故事，教他们识字、数数，但占用时间不要过长。要有意识地带孩子与外界交往，锻炼孩子的胆量，消除敏感。继续训练孩子的知觉——动作综合能力，不要限制孩子的活动。

六岁的孩子将结束自由自在的生活，他们身上有了一些责任——完成作业，也有了一些压力——成绩的竞争。随着他们社会角色的变化，人们对他们的要求也在变化。对于一、二年级的孩子来说，学习成绩并不是衡量其优劣的标准，因为这时期的课程都很简单，孩子们大都能得到 90 分以上的成绩。这一时期的关键是在注意力、自制力、独立性和培养良好习惯等方面对他们进行更高的要求。到孩子七岁之前，性格基本形成，从孩子小小的身影上，家长隐约能够看到孩子以后的模样了。

父爱如山，母爱如水

世界上有两种爱，一种是父爱，如一座大山，有男人的伟大和力量；另一种是母爱，如一潭湖水，有母性的纯洁和温柔。父爱和母爱对于孩子的健康成长来说是同样关键和重要的。

父亲的爱是不挂在嘴边的深沉的爱，在孩子的成长过程中更多地给予着精神上的关爱。对于男孩子来说，父亲是榜样；

对于女孩子来说,父亲是将来寻求异性的参照标准。

母爱是细腻的,可能浸润在每日的唠叨当中,但确确实实在生活中,无时无刻不在关心照顾着孩子,它在孩子的成长过程中更多地给予着身体上切实的关爱。母亲的爱是孩子安全感和自信心的能量来源。

没有山的水是肃然无趣的,没有水的山也会了无生机,对于孩子来说,父爱母爱缺一不可,与父亲母亲亲子关系的建立,是孩子形成健全人格的基础。

"棍棒底下出孝子"吗

"狼爸""虎妈"这两个称号对很多父母来说都很熟悉,他们号称以中国的传统式教育来管教孩子,在家庭教育中免不了使用一些体罚,或者将过重的惩罚施加于孩子的身上,那么这种"不打不成材"的观念真的是最好的育儿方式吗?

七岁的女孩,因为一首钢琴曲弹不好就被强迫要从晚饭后一直练到夜里,中间不许喝水或上厕所。这种教育子女的方式在中国大多数父母的身上都可以看到。

但是,这种苛刻的教育方法,被美国耶鲁大学一位华裔教授蔡美儿写在了一本讲述自己育儿经的书里。这本名为《虎妈战歌》的书籍一出版，就引爆了全世界对东西方教育方式的大讨论。

蔡美儿为两个女儿制定十大戒律，自称要"采用咒骂、威胁、贿赂、利诱等种种高压手段，要求孩子沿着父母为其选择的道路努力"。

蔡美儿的十大家规是这样制定的，让我们仔细思量一下每一条家规背后潜在的风险吧。

不准在外过夜（仅适用于孩子成年以前）；

不准参加玩伴聚会（人际关系从何建立）；

不准参加校园演出（孩子的表演欲被剥夺了）；

不准抱怨不能参加校园演出（失去了与孩子交流情感的机会）；

不准看电视或玩电脑游戏（电视和电脑是获取新闻信息的主要来源）；

不准擅自选择自己喜欢的课外活动（剥夺了孩子自我成长的空间）；

不准任何一门功课的学习成绩低于"A"（学习成绩能代表一切吗）；

不准在除体育与话剧外的其他科目拿不到第一（容易

造成孩子的偏科）；

不准练习钢琴及小提琴以外的乐器（孩子的兴趣是时时变化的，没有兴趣的练习纯属无用功）；

不准在某一天没有练习钢琴或小提琴（不尊重孩子的意愿，还要期望孩子尊重父母的意愿吗）。

Tips

孩子就该这样养,走出家长误区:

误区 1. 家长永远是对的,孩子表现不好是因为孩子有问题。(家长也要承认自己会犯错。)

误区 2. 物质上满足、溺爱,精神上高标准、严要求。(恰恰相反,应该对调。)

误区 3. 家长的意志就是孩子的意志。(孩子的意志也是需要被家长尊重的。)

| 第四节 |

孩子禁不住你全部的爱

母爱泛滥的悲哀

雪莉和她的前夫是大学同学,二人早在大学二年级的时候就确立了恋爱关系,在大学期间是相当受周围同学羡慕的一对绝配情侣。每天一起晨练,一起吃午餐,一起去图书馆,一起晚自习……无论什么活动,都能看到他俩出双入对的甜蜜身影。虽然不是同系同学,但两个人的共同语言非常多,爱音乐、爱读书、爱摄影……真的犹如琼瑶小说里的主人公一般,在美丽的夜晚一起观星赏月,从诗词歌赋谈到人生哲学。两个人好得不分彼此,并且约定好毕业就结婚,做一对共同奋斗、共筑爱巢的小夫妻。果不其然,大四毕业后,两个人的工作刚刚稳定下来,就如约去领取了结婚证,并且在家人的祝福下，举办了一场盛大的婚礼。到场的同学无疑都对这对模范情侣真心祝福，心生羡慕。雪莉幸福的婚姻生活自此开始了。

婚后不久，雪莉就怀孕了，整个孕期还算顺利，但是丈夫的行为越来越让她疑心重重。越是到孕晚期，丈夫回家的时间越是少得可怜，经常借口加班或是应酬，拖延回家的时间，甚至逐渐开始有夜不归宿的现象了。雪莉想不明白，昔日对自己疼爱有加的爱人，怎么在这样的关键时期对自己越发冷淡了？难道真的像有些男人一样，在这个"出轨高峰期"，他也耐不住这种"清心寡欲"的生活，有了蠢蠢欲动的迹象？雪莉越想心里越是不舒服，不弄个水落石出，心里总像长了草一样不踏实。一天夜里，丈夫拖着醉醺醺的身体回到家中，倒在沙发上蒙头大睡。雪莉趁丈夫熟睡时，怀着忐忑不安的心，开始翻阅丈夫的手机、钱包，寻找着蛛丝马迹。果然不出所料，在丈夫的手机里面掩藏着很多雪莉所不知的秘密。原来在雪莉怀孕四个月的时候，丈夫就与自己的女上司关系暧昧，时常一起加班、一起会客户，甚至是一起过夜……两人之间的每条信息都看得雪莉脊背发凉，这种冰冷的感觉逐渐蔓延到四肢，并且渗透到她的心。可以说就在那一刻，雪莉头脑中闪过了很多可怕的念头，但最终，想到腹中时不时会给自己一拳的胎儿,她的心软了下来。但自小好强的她,对于这桩伤她至深的婚姻,是绝不想再继续下去了。在她身怀六甲这段最需要爱人呵护的时期,却被丈夫冷落、忽视甚至是背叛,这令她打心眼儿里再也不信任任何男人,只想一心把孩子健康生下、抚养成人,孩子就是她全部希望所在。

  与丈夫正式分居后的雪莉,在母亲的照料下,终于顺利产下了一个男婴,这个可爱的孩子的到来,多少让雪莉冰封的心有了稍微的温暖。从雪莉升级为母亲的那一刻,她就打定主意,一定不让自己的孩子因为生于单亲家庭而遭到歧视,一定要加倍努力地工作,使孩子过上最舒适的生活。她决心用自己的母爱,为孩子弥补上缺失的父爱。就这样,母子俩开始了全新的生活。为了给孩子更好的物质生活,雪莉更加努力地工作,她所有的工作动力都源于能够给孩子创造一个舒适的生活空间。在生活中,雪莉对孩子的照顾也是无微不至甚至是近乎溺爱的。她不允许任何人说孩子的不好,也不允许孩子对自己有些许的忤逆。她尽自己所能为孩子铺好脚下的路,包括可以和什么样的小孩子交朋友,必须要入哪家幼儿园。她竭尽所能为孩子排除任何可能出现的困难和挫折,既当爸又当妈的她,日子过得着实辛苦。但随着孩子一天天长大,她发现了越来越多的问题。孩子变得很胆怯,不敢与陌生人对视和交流,尤其抵触与男人或者男孩子交流。不去幼儿园的日子,他更愿意与妈妈守在家里。孩子的孤独和缄默一下子向雪莉敲响了警钟:一个男孩子,如果照这样的势头发展下去,还能算一个健康的孩子吗?更别提快乐了。

爱也不是越多越好

雪莉的孩子从快乐的天使逐渐变成"缄默的羔羊",这样的变化可以说全部都是拜雪莉所赐。她对丈夫的失望、对男人的失望和对婚姻情感的失望,导致她把全部的注意力和关爱集中到了自己孩子的身上,她丝毫没有考虑孩子是否能够接受和承担得起这份重重的母爱。雪莉不允许孩子对她的管教有一点的不服从,就像她不能容忍丈夫对自己的感情有一点的懈怠和玷污。她越是尽心竭力为孩子安排一切,孩子越是脆弱不堪一击。罩在玻璃罩下的幼苗,一旦被取下玻璃罩,必定会枯萎凋零,因为它已不再适应没有保护、充满威胁的环境。所以,孩子的退缩,跟雪莉对孩子过分的宠爱和保护是脱不了干系的。

爱也应该有节制。作为新妈妈,往往会过分看重自己的新角色,正因为太想让自己做个完美妈妈,"过犹不及"这个词就被很多新妈妈所忽视了。包办和替代,让孩子从开始就输在了起跑线上。别的孩子能够抵抗并且迈过去的挫折,被过度呵护的孩子却会因此跌倒,并且等待父母的搀扶。

检阅自己的童年

很多婚姻生活很美满的父母,也存在过度溺爱孩子的情况,这样的情况基本上是由于父母自身在童年期存在着未处理好的分离焦虑所造成。

有的父母在童年时期就是跟随爷爷奶奶或者姥姥姥爷生活的,自己的父母因为工作或者地域问题,没有办法带着孩子一起生活,自己在与父母长时间的分居状态下,心理的安全感遭到了极大的威胁,他们生怕父母是因为不喜欢自己,才不要和自己一起生活的。所以,在他们有了孩子以后,心里总抱着不能再让自己的孩子体会到这种痛苦的心态,在不知不觉中就会让母爱泛滥了。

还有的母亲,是在自己的记忆还没有开始的时候——也许是由于离乳焦虑或者入园焦虑,导致自己对于分离焦虑的不适应——在潜意识中形成了一种恐惧分离的状态,这种状态会在自己升级为妈妈之后,被带到新的母子关系当中。虽然新妈妈自己还没有意识到这个问题的存在，但潜意识中对分离的恐惧，导致了她对孩子的过度掌控，这种掌控会以"爱"的形式施加到孩子身上。这也是溺爱的另一种成因。

有些原因是新妈妈通过回忆能够有所觉察和意识的，也有很多原因更趋于早年的经历，是母亲自身回忆不起来的。知道原因症结所在，就方便对症施治。也就是说，如果母亲能够体察到自己幼年时期的分离焦虑导致了现在对孩子的过分溺爱，那么稍加注意就可以改变现在的不良状态。但是如果母亲不能察觉到问题出在哪里，也不必太担心，可以借助专业机构的帮助，让你度过这个"后分离焦虑"，毕竟妈妈儿时的"帐"，不应算在孩子的身上。

让"眼睛"离开孩子

新妈妈越是溺爱孩子，孩子越是难以获得自己的成长空间，被剥夺成长权利的孩子在各方面的成长中都更需要妈妈的关爱和保护，这个恶性循环的怪圈就这么周而复始地继续下去了。那么怎样才能打破这种怪圈，让适度的母爱和孩子的成长成正比，建立起良性循环呢？这就需要妈妈的努力了。打破溺爱怪圈，从新妈妈适度节制母爱做起！

关爱丈夫多一点

很多新妈妈在照顾孩子的过程中,经常会忽略了身边的他,妻子的角色似乎已经被母亲的角色挤得没有一丝空间了,殊不知,这种被打乱的夫妻关系,对于丈夫、对于自己、对于孩子来说都是巨大的伤害,只有和谐的恩爱的夫妻,才能培养出健康快乐的孩子。所以,不妨把自己对孩子的爱分出一些来给同样辛苦养家的爱人,重新把久未熨烫的衬衫熨烫平整,或是做上一桌丰富可口的菜肴共享天伦吧。

呵护自己多一点

不再需要高档的护肤品,不再穿着靓丽的名牌时装,不再约上三五好友一起逛街聊天。在做妈妈前这些也许是你全部的娱乐活动,而在做妈妈后,你时常为了照顾孩子而"自顾不暇"。总是紧绷着一根神经的你,也该偶尔放纵自己一下了,所以,不妨在有人代为照顾孩子的时候,约上密友一起去重温一下久违的休闲生活。相信自己,做个时尚辣妈你也可以的。

计划工作多一点

如果你是个产假过后已经回到工作岗位的妈妈,不要因为忙于照顾孩子而无暇顾及自己的工作状况,在工作时间尽量减少一个接一个地向孩子照料者询问孩子状况的电话,因为在工作岗位的你是不可能抽身过去亲自照料孩子的,这样的询问只会徒增自己的焦虑而已。不妨把自己的工作安排紧凑一些,在工作的时间段多关注分内的工作,谁说多赚一些奶粉尿片钱不是对孩子的另一种爱呢?

阅读学习多一点

如果你是个不用为生计奔波的全职妈妈,也不要将自己困在没有黑夜白天的烦乱地照顾孩子的境地之中。你完全可以在孩子自己游戏的时候,或者孩子午睡以后,或者在带孩子外出晒太阳呼吸新鲜空气的时候,捧上一本喜欢的书,育儿书、散文、小说,随便什么都可以,只为充实自己被现实生活冲刷的劳累的心,给自己一点新鲜的知识来为心灵充电。

总之,只要是你愿意尝试的,自己喜欢的事情,都可以用来分散自己放在孩子身上的过多的注意力,做一些自己想做的事情,给自己也给孩子一点自由的空间。

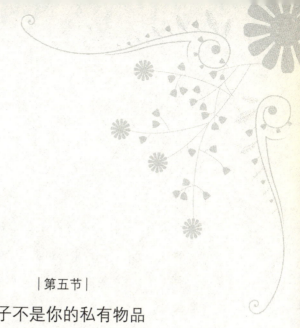

| 第五节 |

孩子不是你的私有物品

"我的孩子,我做主",很多新妈妈会把这样的观念贯穿于育儿生活当中。《孝经》中也曾经这样说过:"身体发肤,受之父母,不敢毁伤,孝之始也。"有了这种伦理观念,许多父母不管孩子的内心想法,不顾及他们的感受,拿自己认为有利于他们的东西进行强灌,理解要执行,不理解也要执行,经常造成家庭矛盾,甚至伤害了孩子的心灵。

妈妈,别太把自己当回事

蓉蓉曾经这样跟我讲述她的婚姻及生育历程:

小说《麦琪的礼物》给了我对婚姻的最初印象。也许是自己太自信了，我以为用自己的真诚和真心定会换回对方的心。可是，期待中的相濡以沫的婚姻并没出现。

就这样，儿子出生了。从出生那刻开始，孩子就注定是我一个人的，父亲只是一个称呼而已。早知道如此，何必当初呢？物品可以退货可以丢弃，可孩子能退能丢弃吗？于是我在心里告诫自己，无论如何要把孩子养大成人。在孩子方面我承受了巨大的压力。老公对钱看得很重，认为孩子就应该像他小时候那样，当然我也不赞成在物质方面给孩子太优越的生活，可在教育方面，我和他观点反差太大了。

儿子出生半年多了，他几乎没管过孩子。看到很多家长都定期带孩子去游泳、SPA，甚至每周都参加早教课程，我认为我的儿子一定不能输在起跑线上。但是，只要我带儿子去参加早教，他就会不高兴，说："这么早就开始学，有用吗？我们小时候没学什么，没穿什么，现在也长大了。"我立刻反驳："同样是人，可生活质量呢？真是不可理喻。我不想让儿子也学你，这是我与你最大的不同。"

在这种环境下长大，孩子也很可怜。我一个人带孩子经常会累得心情烦躁，有时控制不住无名火也会吼孩子。儿子似乎很早熟很懂事，在我发脾气的时候也只是眼巴巴可怜兮兮地看着我，不敢大哭大闹。此时我又悔恨万分，儿子不应该是我的出气筒。所以，我现在每天检讨自己。孩子是无辜的，生了他就要让他好好成长，别计较太多了。因为老公不怎么管他，儿子也不想和他爸爸在一起，时间久了，儿子在性格方面就显得太柔弱了。

为此，我看了大量书籍，也请教了许多的老师和专家，采纳了他们中肯的意见，果真孩子开朗了许多。看到群里许多的爸爸都参与孩子的教育，而且教育得比妈妈还成功，我真是觉得很心酸。不是单亲家庭却似单亲家庭，我所要付出的艰辛和努力远远超出常人的想象。而这些我都不在乎，等到孩子成人的那天，这一切的付出和牺牲都是值得的。每当夜深人静的时候，看着那张单纯而稚嫩的脸蛋，我都会回想自己今天哪些做得对，哪些不对，儿子有哪些进步。如何让孩子在这种环境中尽量开朗乐观和坚韧，这是我经常思考的问题。

原来的我一心认为，我是儿子的天和地，我有义务把他培养成才，他的大事小情都必须由我这个当妈的说了算。但如今的我改变了当初强势而又霸道的想法。我真心感觉到孩子绝不是家长的私有财产，从孩子一离开娘胎，他就注定是独立的个人了。孩子只属于他自己！所以一定要让孩子学会独立，男孩子更应如此！

孩子不是实现自己人生理想的工具

很多心高气傲的父母，在年轻的时候没能实现自己美丽的人生理想，等到有了孩子之后，就会一股脑地把全部希望寄托在孩子的身上，期待着孩子作为自己生命的延续，去实现那些自己无法实现的理想和目标。

虽然说现在的早教机构如雨后春笋般层出不穷，但是在如今的市场机制中，以竞争如此激烈的情况来看，又有多少早教机构是本着为孩子的成长考虑的原则呢？可偏偏有不少家长，非常"迷信"早教的作用，纷纷把还没学会爬的孩子送到机构中，锻炼孩子的各种认知能力、运动能力，甚至是语言能力，恨不得教还不会说母语的孩子学会 ABC，殊不知这对于孩子语言能力的建立和发展起着破坏和扰乱的不良作用。还有的家长喜欢音乐，一心想培养出一个音乐家，为了培养孩子的音乐细胞，家中时时刻刻播放着各种家长自己喜欢的音乐，至于孩子是不是愿意听，是不是听得疲惫了，全然无视。

每个孩子自出生起都有其各自的性格特征，随着年龄的增长也会有自己的兴趣爱好。如果家长忽视孩子的个性、喜好和年龄特征，一味地向孩子输入家长的指令，好的能力不一定能建立起来，但叛逆的基础则是已经被夯得很牢固了。

请不要牺牲孩子成就自己的控制欲

父母对孩子的爱严重失衡，不像是无私的爱，更像是自私地占有。"我的孩子谁也管不着，什么亏也不能吃"，这样的父母教育出来的孩子，能不自私吗？人的性格是在特定环境中形成的。现在很多家庭都是独生子女，孩子成了家庭生活的重心。父母一方面尽量满足孩子的各种需要，特别是物质需要，一方面又会无视孩子的心理感受，自顾自地按照自己的期望打造孩子，并对孩子提出各种要求，比如听话、聪明、善解人意。父母不知道，他们对孩子的付出另有动机，他们把孩子当作自己的私有物，在他们心中，"养儿防老"的观念仍旧根深蒂固。

很多父母在教育子女时,如果子女"不听话",他们会生气，会倍感伤心。他们可以为孩子牺牲自己的一切，唯独不能牺牲自己的面子；他们可以付出自己的一切，唯独不能交出自己对子女的占有权和控制权。这种控制和占有欲望，其实对孩子的发展很不利。虽然美其名曰"爱",但其实父母在无意识中把孩子当作了"宠物"、"玩具"和"赌注",而一旦孩子不能让自己感到满意,就会生出恨铁不成钢的感触。

父母的占有欲,在客观上激发和培育了孩子的自私。父母怎么对待他们,他们就会怎么对待别人。父母拿他们当私有物,他们就把别人视若无物。他们觉得自己的自私是理所当然的,根本不会把对别人的伤害放在心上。如果父母发现自己对孩子有占有欲,一定要适时放手。

父母应该创造分享的家庭气氛,比如教会孩子礼让。父母不应该把孩子作为自己的私有物,而是要尊重孩子的生命个体。在融洽的家庭氛围下,父母与孩子可以互相分享彼此的爱,分享彼此的一切。

孩子也需要大家的爱

自胎儿分娩出母体的那一分钟,孩子就已经脱离了母亲,更不再是母体的附属物了。不管母亲是否接受,也要承认孩子已经是一个健全的、独立的小人儿了。是独立的人,在成长过程中就要接触世界的方方面面,和形形色色的人打交道,做自己喜欢的事,将来才能品味自己的快乐人生。新妈妈不应把着自己的孩子,拒绝让孩子接触周边的新鲜事物和亲朋好友。不同的人和物会带给孩子不同的感官刺激,从而促使孩子知觉的发展。

每个人爱孩子的方式是不同的,孩子在与每一个家人互动的过程中,可以学会不同的应对策略,比如更喜欢听妈妈唱歌,更喜欢听奶奶讲故事,更喜欢和爸爸做游戏……多方位的接触,能促使孩子尽早建立起社交的能力,避免孤独和自闭的产生。

我的孩子,谁做主

鲁迅先生在《我们现在怎样做父亲》一文中对人们谆谆告诫,父母对子女,应该"健全的产生,尽力的教育,完全的解放"。因此,将自主权还于孩子,多方面地借鉴或听取其他家庭成员的育儿经验,才是让孩子轻松成长的根本。柳宗元的《种树郭橐驼传》,文中那个种树大王郭罗锅谈到种树经验时的一席话引人深思。他说,树种得好,不是因为自己有能使树高大并繁茂的秘诀,而是因为自己依照了树木生长的自然规律而使它按自己的习性成长罢了。有的种树人或过于爱惜,或过于担心,早上看看,晚上摸摸,刚刚离开又马上回来照管。更严重的是还要用指甲抓破树皮来检查它的死活，摇动根株来观察它是松动还是结实，这样就日益背离了树木的生长规律和本身的习性。虽然表面上是爱护它，实际上却是伤害了它。

十年树木，百年育人。种树和育人，历来都是相提并论的。在教育孩子的问题上，一千多年前一个大字不识的郭罗锅的种树经验，值得生活在高度文明社会里的现代人学习和借鉴。拥有健全的性格、独立的人格，对家庭、社会和国家真正有用，这才应该是教育的最终目的。

从相聚便意味着分离

直到今天，中国的孩子们还是生活在家长们的"私有观念"里，可能这就是家长们对孩子的期望值过于主观的根源吧。都说母爱是最无私的，家长们的所思、所想、所做，无不是为了孩子的未来与前途。但是家长们同时也忽略了一点，即孩子本身也是个体的人，也是有头脑有思想的人，也是会憧憬和设计未来的人。尤其随着年龄的增长，随着多元化信息的不断刺激，孩子们将产生强烈的自主意识，他们不能再心甘情愿地接受家长们一系列的包办代替。

所有的爱都是以"和"为目的,唯独一种爱,从开始就意味着分离,这就是伟大的母爱。从婴儿呱呱坠地的那一刻起,父母的使命就是把孩子健康抚养成人,最终成为有能力独立生存,并且能够快乐生活的人,当孩子组建了自己的小家时,就意味着与父母彻底脱离了。无论父母是否愿意放开孩子的手,独立已是孩子命中注定之事。

Part Four

新妈妈和自己的关系 | 第四章

一个人的生活逍遥自在,
两个人的生活温馨惬意,
怎么多了一个孩子以后,
生活就变得一团糟了呢?
我的生活到底谁说了算呢?

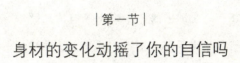

| 第一节 |

身材的变化动摇了你的自信吗

如果做个问卷调查,调查十位女性朋友,问问她们最在乎自己的什么,恐怕十有八九的女性都很在乎自己的容貌或者身材,不然那么多的减肥产品,那么多的美容塑身机构又怎么会那么有市场呢?女人总是挂在嘴边的一句话就是:"减肥!"对于新妈妈来讲,减肥已经成了第一个被提上日程的项目了,看着生育以前一件件美丽昂贵的服装,再看看自己游泳圈般的肚腩,真是悲从心生。外貌真的对女人有如此大的影响吗?我看也未必!

臃肿的我依旧笑傲舞坛

灵子是一位舞者,年方二十四,曾经是当地舞蹈界小有名气的一朵盛开的奇葩。灵子人如其名，当她旋转于舞台中央的时候，那份灵动、那份飘逸与美丽，时常令全场观众报以热烈的掌声。那时的她心中盛满了自信与骄傲，她享受这份独立于舞台中央受万人青睐的感觉，这种感觉也是她台下孜孜不倦、刻苦练习的动力。

　　与所有美丽的姑娘一样，灵子也渴望享有一份真爱。在她二十二岁那年，她如愿以偿地走进了一段美满的婚姻。婚后不久她就怀孕了。孕早期，灵子的妊娠反应非常大，什么都吃不下，吃什么吐什么，几乎是依靠在医院输营养液才熬过那段痛苦的孕早期的。灵子因为营养不良，又担负着胎儿的营养供给，几个月下来瘦了不少。在这样的情况下，胎儿的营养状况自然也不会太好，所以度过孕早期后的灵子，也顾不上身材不身材，超重不超重的问题了，一心只想着多吃一点，把之前失去的营养尽快补充回来，不能让孩子在娘胎里就营养不良呀。就这样，灵子临分娩前的体重已经远远超过了孕期增重的范围，居然比孕前胖了将近三十公斤。

　　孩子出生时体重六斤半，灵子出院时体重并没有减轻多少，直至出了月子，体重仍旧比孕前重将近三十斤。因为要哺乳，灵子也不敢太过控制自己的饮食，毕竟孩子在全母乳期间，所有的营养还要依靠母亲的乳汁来供给。眼看离产假结束的时间越来越近了，灵子看着镜子中的自己，曾经婀娜的腰身不见了，取而代之的是赘肉和水桶腰；曾经纤细的手臂也没有了，换来的是松弛的"蝴蝶袖"。这下灵子真的有些着急了，凭这样的身材，别说跳舞了，就是站在台上也会被人取笑的。就这样，灵子一再找各种理由推迟回到艺术团，平时也很少出门，就怕被别人认出来，她觉得那是一件多么难堪的事呀。

一晃半年过去了，在家闷到"发霉"的灵子有点待不住了，她不能总靠看舞蹈节目来打发时间。一颗奔腾的极其热爱舞蹈的心又开始蠢蠢欲动了。经过这大半年的调整与适应，灵子渐渐接受并悦纳了身材变化的事实，毕竟青春的脚步是永远不会停歇的，就算不是因为怀孕生子，也终究会有老到跳不动的那一天。容颜不是永驻的，但生活还是要继续下去的，灵子终于有了自己的决定。虽然不能在台前绽放曾经的光彩，做一个幕后工作者同样能够将自己的舞蹈生命继续下去。抱着对成功的信心，带着对舞蹈事业的热爱，全心投入工作的灵子，创作编演出了多部十分优美的舞蹈剧，当台下再次响起热烈的掌声的时候，灵子在幕后流下了欣慰和满足的泪水，她的舞蹈事业就此翻开了新的篇章。

只有你最介意

曾经有这样一个案例。一位有严重社交障碍的咨询者来到咨询室寻求帮助，他非常害怕在公共场合与人交流，也不喜欢单独在人多的地方出没，他总是觉得周围的人都在看他，做起事来也很别扭，唯恐出了什么洋相让别人笑话。这样的状态对他的正常工作和生活造成了很大的影响，因此他很是苦恼。我们的咨询师给他留了一个完全出乎他意料的功课，让他反穿着西服，在城市最繁华的商业街走上一圈。没办法，为了自己的问题能快点解决，在咨询师的陪伴下，他反穿上西服，战战兢兢地来到步行街的南端。起初他低着头，慢慢地、小心翼翼地走着，生怕撞见周围人异样的目光，更怕听见周遭的议论。走着走着，他渐渐抬起头，热闹的步行街并没有因为出现他这样一个"怪人"而发生任何的不一样，依旧是人来人往，有急匆匆赶路的人，也有优哉闲逛的人，即便是有人注意到他的怪异举止，也似乎并不关心，而是瞟一眼又自顾自地忙着了。这样的情况是咨询者万万没有料到的。走了一圈回来后，咨询师问他此时此刻有什么感受，咨询者说："原来没有人会关注我在做什么，原来都是我自己介意……"

看到这样一个活生生的案例之后，你又是怎样的感受呢？

其实除了你自己,还有谁比你更关心你的身材和容貌呢?你的领导和同事关心的是你的工作是否做好了;你的家人关心的是你是否吃饱穿暖,是否把孩子照看好了;你的朋友关心的是你近来是否生活愉快……只有你自己,总是把目光停留在赘肉上,总是把思想集中在如何减肥上,而忽视了自己真正应该去做的事情。当事实已成定局的时候,不妨勇敢地面对和接受它。外在的困扰是最不起眼的问题,如果因此而丧失原有的斗志和自信的话,那才是愚蠢的"丢了西瓜捡芝麻"的事情。

美丽由内而发

女性的美丽不仅限于外表,尤其对于新妈妈而言。女性生产后的美丽,更多地来源于母性光辉所散发出来的温柔、智慧以及成熟的美丽。如果说女孩儿是一朵含苞待放的花朵,那么新妈妈就像是刚刚开始绽放的耐人寻味的花朵,有女孩儿的稚嫩,又不失女人的典雅。所以说,新妈妈大可不必整日面对镜子中走形的自己伤感,更何况内在美是镜子所照不出来的呢。

如果你真的认为目前的体形令你感到困扰,失去了原有的自信的话，不妨从提升内在品质开始，由内而外地为自己增添"失去"的美丽。

阅读

阅读是增长见闻，了解时事，丰富内涵的最佳途径。当你心情烦乱，被孩子的哭声、家中锅碗瓢盆的嘈杂声吵得心绪不宁的时候，可以捧上一本喜欢的书籍，无论是散文还是小说，即便是杂志，都可以帮你迅速稳定情绪。如果是本育儿书籍的话，你在调整自己情绪的同时，还可以了解到更新更多的育儿经验，做个有内涵的时尚妈咪，何乐而不为呢？

运动

运动不仅仅可以帮你减掉令你烦恼的赘肉、帮你重塑原来的玲珑身材，更重要的是它能够帮助你宣泄不良情绪，提高生活的积极性。当你抱了一天的孩子感到腰酸背痛的时候，可以在晚饭后和家人推上婴儿车一起散步，一天的疲惫也将随之消散。如果能赶在清晨孩子醒来之前去做个晨跑，将会给你一天都注入鲜活动力，做个能量满满的活力妈咪就是这么简单。

学习

为了能更快地适应有了孩子之后的生活，多学习一些生活技巧，比如烹饪、女工，可以让家人生活得更加舒适和惬意；多学习一些工作中用得上的技能，比如英语、财会知识，可以让自己重返工作岗位时更加轻松和容易适应；就算是为了自己的美丽，学习一些化妆或服饰搭配的方法也是好的。做个智慧的妈咪可不能偷懒呀。

交友

越是自卑得不愿意与人打交道，越是容易陷入自卑、孤僻的怪圈。如果你暂时不想面对曾经熟识的朋友的话，可以从周围同是新妈妈的圈子中，选择自己愿意交往的人成为朋友。之后，可以逐渐将交际圈扩展至更大范围。有了更多朋友的支持，还怕没有自信去快乐生活吗？

关注美，扬长而避短

虽然说，身材肥硕确实是女人致命的美丽缺憾，但是如果能够发现自己的优势，善于利用优势来弥补缺憾，那谁还会关注你的不足呢？

如果你是个善于烹饪的妈妈，可以在孩子睡下以后，为孩子做一些简单的营养的辅食，或者为家人做一些美味的精致的小点心。当你把辅食端到孩子面前，并且看他一口一口吃下，向你露出满足的笑容的时候，满足感和甜蜜感会顿时充盈全身。因为孩子需要你，所以你会相信自己的母亲角色扮演得还不错。当你把精心制作的点心拿给家人品尝的时候，面对家人对美食的赞不绝口，你的自信心也会骤然提升。会烹饪的女人也是很美丽的，这可是减掉几斤肥肉所换不来的技巧呢。

如果你只关注自己的体重，永远将目光停留在自己的赘肉上，看到再美的事物，你也会提不起兴致，因为此时的你是缺乏自信的、是不愿面对美好事物的。如果你能把注意力转移到自身的优势上，将目光停留在自我欣赏上，你会把周围一切不起眼的事物都看得很美好，因为此时的你散发着自信的风采。

所以，身材是否会动摇你的自信，不取决于别人的评价，自我肯定、自我欣赏是提升自信心的关键。

| 第二节 |

从女孩儿到女人的蜕变

写到这里,我想打破之前的文章模式,请允许我这个笔者小小地自私一下。在这篇文章里,我将以自己为原型进行讲述,算是自我的成长日记也好,算是自我的心得体会也罢。肯定有不少的新妈妈与我有类似的感受,那就让我们共同体会这段不一般的成长经历吧!也希望此篇内容能够带给准妈妈一些经验和提示。

曾经的我

吃饭:曾经的我是一人吃饱全家不饿,吃与不吃都不打紧,早吃晚吃更是无所谓。兴致来了,就亲自下厨,烧上几个拿手好菜,叫上老公,相对而坐,一起聊聊家常,共进美好的晚餐。

如果没有兴致做菜,就拉上老公一起外出,找个别致的小馆,点上二三喜欢的菜肴,就这样陶醉在充满小资气氛的二人世界中。

娱乐:曾经的我几乎每逢周末或假期都会安排出游计划,我属于在家待不住的人,即便是没有充裕的时间去远处郊游,也会选择逛街或走亲访友。我喜欢四处走走,多了解一些新鲜事物。不能外出时就窝在家里和老公一起打电子游戏,这是只属于我们二人的快乐游戏时光。

消费:曾经的我遇到喜欢的东西,从不过多关注价钱,也不会考虑是否用得到,挣钱不就是用来花的吗?虽然算不上是月光族,但手里也不会有太多的存款。服装、护肤品也都是小有名气的品牌,平时出门前是一定要化妆的,各种华而不实的衣服都是我的最爱。女人一定要抓住青春。

工作:曾经的我对工作分外执着,加班就是家常便饭,每次结束录制节目都已近零点。心疼我的老公也时常车接车送,等待我工作结束。我们不用担心到家有多晚,因为能够彼此做伴,再辛苦的工作都是甜的。工作对我来说是头等大事,其他的一切都可以为之让步。

对"父母"的理解:曾经的我每逢周末回到父母家,进门后完全一副大小姐风范,甩掉手中的包和脚下的鞋,躺倒在沙发上看电视、吃水果，等待着妈妈做完饭后一句："吃饭啦。"在我印象里，父母是最能包容我的人，是无论我遇到什么困难，总能回家来寻求庇护的港湾。

对"丈夫"的理解：曾经的我自从结婚后就成了一个每天围绕着老公快乐地旋转着的"小陀螺"，他的快乐就是我的快乐，我最舍得的就是给老公花钱买礼物。同样，老公待我也像孩子般宠爱，我偶尔的任性和撒娇，他都欣然接受。老公就是那个无时无刻不在支持着我，给我力量的男人。更重要的是，在彼此的眼中，我们互为唯一。

对"家庭"的理解：曾经的我无比享受二人世界的家庭生活，自由、快乐、无拘无束。彼此相亲相爱，黏腻得几乎插不进一根针来。对于我来说，两个人是最舒适惬意的，也是最稳固的家庭结构。

对"公德"的理解：曾经的我在下班路上，最幸福的事情恐怕就是能在人潮拥挤的地铁中有个座位了，如果有孕妇或小孩儿站在离我较远的地方，我承认，疲惫一天的我也懒得起来让座。曾经的我也许并不会对街边乞讨的孩子太过注意，行色匆匆的我不会给他们留下任何的施舍……

随着孩子的降生，一夜之间我变成了身担重责的母亲，一夜之间我成为真正的女人，不再是那个弱不禁风、整天嘻哈度日的小女人了，妈妈的角色让我第一次有了"大人"的感觉。

现在的我

吃饭：现在的我吃饭像打仗，再没有原来的从容不迫，美食对我来说已经无所谓了，只要有营养还能够让人快速地吃完，就是最好的饭菜。一日三餐按部就班对我来说已成奢望，因为要先伺候完孩子吃饭再考虑自己的肚子。餐桌上的菜肴，色香味是次要的，营养才是第一位，因为还有一个小家伙在等待着享用母乳呢。

娱乐：娱乐对我来说已经几乎是禁令了，电视更是成了家中的摆设，忙着照顾孩子，哪还有闲情雅致去休闲娱乐呢。倒是作息时间被迫调整得很规律了，早睡早起已经成了一家三口每日必须执行的命令。难得周末有空,再也不能出去"疯"了，而是推着婴儿车与老公漫步在秋天的落叶上，享受别有一番情趣的三口生活。

消费：自从有了孩子，花钱再不敢大手大脚，早早地就在为学费、学区房的事未雨绸缪了。曾经的高档护肤品不用了，改用了孩子用不完的儿童霜；曾经的昂贵衣服不买了，但为孩子花起钱来绝不手软。现在的我只对自己吝啬，殊不知这种思想最危险。

工作：上班的时候惦念着家里的孩子，回到家后又抱怨一天的工作没有完成，我一直挣扎于这种怪圈之中。真的很想认真、努力地工作，但心总是不听使唤，每每临近下班时间，总是身未动而心已远。如果你也有这样的困扰，不必过于担心，这是一段必经的过渡时期，后面的章节会详细告诉你，怎样调整到工作和家庭的平衡状态。

对"父母"的理解："不养儿不知父母恩。"这句话我到现在才真正理解。新妈妈和孩子的关系，就像是地球和太阳的关系，犹如地球围着太阳转一样，新妈妈每日的生活中心就是孩子。孩子的饮食起居、孩子的喜怒哀乐无不牵动着妈妈每时每刻的注意和关心。回想曾经，在我们儿时，自己的父母也是这样含辛茹苦、一点一滴地把我们养大，我们又怎么能不孝敬他们呢？

对"丈夫"的理解：曾经一起玩闹的老公，如今也变得深沉内敛，更加有责任感了。自从升级为父亲，不仅要承担起养家糊口的任务，更要以身作则，成为孩子的榜样。原来父爱一点也不比母爱少，只不过他对孩子的爱是深藏于心的。

与此同时，有孩子后，丈夫更加能够体会女人的辛苦和不易，也因为这个新生命的连接，我们二人的灵魂更被深深地捆绑在了一起，从此，我们不再是"合二为一"，而成了"三位一体"。

对"家庭"的理解：家庭的意义已不简单限于吃饭、休息的私人空间。自从家庭结构从二人世界变为了三口之家，这个更加稳固的家庭结构，在给自己带来更多安全感的同时，也带来了使命感。新妈妈有照顾好孩子的使命，更有促进自我成长和维护家庭和谐的使命，家庭的意义也就就此扩大了。

对"公德"的理解：现在的我，会尽我所能去帮助身边需要帮助的人，因为我相信，我的所作所为，将来必定会成为孩子的榜样。在这个物欲横流的社会，我希望我的孩子是个善良的、质朴的、有良心的人。毕竟，好人会有好报。

随着孩子渐渐长大，我们又有了属于自己的时间和爱好，生活中心也将会从事业渐渐转向家庭。孩子不再是妈妈的唯一，女人更多的情感还是要归于身边的伴侣。生活似乎绕了一大圈又回到初始，不同的是我们增长的人生阅历和成熟的心态。品味人生的阶段到了。

将来的我

吃饭：将来的我必定又回到能够从容不迫地下厨的阶段，但烹饪的不再是自己或老公喜欢的菜肴，孩子喜欢的菜才会是我青睐的美食，但我依旧乐享在这快乐的进餐氛围当中。

娱乐：每个人都应该有属于自己的娱乐生活，这不仅能缓解工作带来的紧张压力，更能让家庭成员在娱乐的气氛下增进情感交流和沟通机会。作为家长，更应该有自己的生活。待孩子长大一些，不再事事依赖父母的时候，就是我们应该腾出一些时间来关照自我的时候。多一些休闲娱乐，是避免过多地将注意力投注于孩子身上，给孩子带来压力并使其转向叛逆的有效途径。

工作：自我实现是人的高级需要，未来的我，还是会把大部分精力投注于工作当中，孩子在看到父母努力的工作状态的同时，也会认同和模仿家长，这能给孩子的学业甚至是将来的工作态度都打下良好的基础。

对"父母"的理解：父母原本没有义务帮自己照看下一代，正是出于对自己孩子的心疼，他们义无反顾地担起了照顾孙子的重责。在此期间，父母也曾因育儿问题与我们有过矛盾和分歧，但他们依旧拖着本就疾病缠身的身体坚持着，直至将孙辈送入幼儿园。在这艰辛的三年当中，我更加深刻地体会到了父母之爱，他们的爱是那么无私，克服艰难，只为能给子女们减轻一些负担。

对"丈夫"的理解：无论和父母、子女还是朋友多么亲密，能和自己相伴到老的一定只有自己的爱人。在孩子年龄尚小的时候，妈妈一定是把更多的心思和关注放在孩子身上的，那么当孩子越来越独立之后，作为妻子，还是应该更多关注丈夫的感受，因为只有夫妻关系稳固了，整个家庭的成员才会牢牢地抱在一起。

对"家庭"的理解：父母对孩子的爱，从孩子出生那一刻起，就注定是以分离为结局的，最终孩子将有能力独立过上幸福的生活，这也是家长的期望。所以，这个三口之家终有一日还是要回归到最原始的核心家庭，也就是夫妻二人相伴到老的状态的。

对"公德"的理解：将来的我必定早已将"日行一善"融入生活，相信我的孩子也会受到潜移默化的影响，并且将一颗公德心言传身教地传于他的下一代。但愿所有人真能如此将美好的事传承下去。

从生理年龄到心理年龄，从外在到内心，对于新妈妈而言，无不发生着巨大的变化，她们就好像破茧而出的蝴蝶一样，完成了从女孩儿到女人的蜕变。

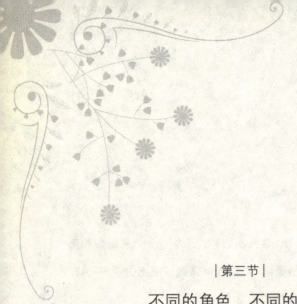

| 第三节 |

不同的角色,不同的自己

随着年龄的增长,每个女人的身上都会被赋予越来越多的不同的社会角色。三岁以内的我们只做"女儿"就好,每天享受着大人们无微不至的关爱;上了幼儿园我们又多了一个"朋友"的角色,我们有了人生中第一个伙伴;上学后我们要做个好"学生",尽自己所能学好各门功课;成家立业后,我们就是"妻子"和"职业者",不仅要打理好家庭,还要兼顾事业;就在这一切本就很累很辛苦的时候,转眼间又有了孩子,一个无比重要的角色又落在肩头,那就是"母亲"。

对于女人来说,人生最重要的两个角色莫过于"妻子"和"母亲"了,可以说,能够扮演好这两种角色的女人,就是成功的女人。但是想要平衡这诸多的社会角色,新妈妈没有点技巧做起来会很辛苦。那么，怎样才能轻松做"妈妈"呢？

新妈妈角色

生孩子或许是女人一生中最大的挑战，宝贝的到来会让生活彻底改变——身体变了，思想变了，社会关系变了，责任变了，工作也可能变了……一个无助的小婴儿需要你每时每刻在旁边照顾，这在一开始会让你感到难以胜任——喂奶、拍嗝、哄睡觉、换尿布……你常会忘了其中的某一个环节，因为原来的生活里根本没有这些内容。在宝贝的生活规律形成前，所有的程序都在你脑中不停地温习，这个时候感到疲倦或困惑并不奇怪。因为要熟悉"妈妈"这个新角色需要时间去适应和调整。

需要放弃对四种理想化状态的设想

1. 马上和宝贝建立亲密关系

多数新妈妈在宝贝没有出生前想当然地认为，只要看到宝贝，就会很爱他，自己也会立即产生做母亲的幸福感。可是这只是一个美好的愿望，现实并不是那么回事。很多新妈妈在最初的几周,把宝贝抱在怀里的感觉总是怪怪的,非常不习惯。其实,大多数新妈妈是在每天照顾宝贝的过程中和宝贝互相了解,逐渐认识并且爱上宝贝的。

2. 和宝贝相处每天都会很快乐

哺育宝贝是一件很耗费精力的事。很多时候,新妈妈会因宝贝不好好吃奶或者不睡觉而感觉筋疲力尽、无助、沮丧,有时候甚至会忍不住和什么都不懂的小宝贝发脾气。宝贝在最初的日子里每天多数时间都在睡觉,醒着的时候也是在哭闹,不是要吃奶就是需要换尿布,而且傻傻的,连和妈妈来个眼神交流都很困难,这些带给新妈妈的根本算不上是快乐。

3. 一个人就可以很好地照顾宝贝

这是不可能的,或者说起码是不容易做到的。在宝贝出生后的头两个月,新妈妈需要集中精力照顾宝贝,了解宝贝的一举一动。而且新妈妈在生产时消耗了大量的体力,身体虚弱,自己也需要很好的休息。所以在宝贝出生后的几个月,最好让丈夫或者其他亲人来帮忙做一些事,比如收拾房间、采购、做饭、洗衣服,等等,而新妈妈只需要全心全意地照顾宝贝。另外,在产后最初的几周,新妈妈的情绪容易波动,有时非常脆弱,这段时期在感情方面也需要来自丈夫或者母亲等家人的支持。

4. 性生活在六周后就可以恢复正常

其实并没有那么快。多数新妈妈在过了六周后很长时间才感觉可以试着恢复性生活。新妈妈所有的精力都奉献给了宝贝，剩下的只是疲惫。丈夫在这个时期应该理解新妈妈，明白她缺少激情并不是不再爱你。新妈妈也应该试着寻找一些其他方式来互相表达爱意。

快速进入新妈妈角色的四种方法

1. 和宝贝建立亲密关系

在过去的九个月里，宝贝一直住在妈妈的身体里，和妈妈进行了成千上万次的交流，还有谁能够比妈妈更了解宝贝的需要呢？要相信自己和宝贝之间有天然的紧密联系，其他人是根本无法替代的。

宝贝每做一件事，都希望看到妈妈的反应，当他们哭或者不舒服的时候，也希望看到妈妈表现出足够的关注。宝贝虽然不会说话，可是会用眼神和妈妈交流。你看着宝贝的眼睛，对他说："嗨，宝贝，你做得非常棒！"

有时候宝贝哭闹并不是想要吃奶或者睡觉，而只是想让妈妈抱抱，闻一闻妈妈身上的气味，感觉一下妈妈的肌肤。不要吝啬你的爱，也不必完全听信老人们说的"总抱着就惯坏了",尽量满足宝贝想和你亲近的愿望,让宝贝随时都能体会到你对他的爱。

每一对母婴的关系都是独特的,新妈妈要和宝贝一起努力,找出最适合你们的沟通方法。不要完全照搬书本,或者全部信赖专家,适合自己的才是最重要的。

2. **照顾好自己**

照顾好宝贝对新妈妈的体力和情感都是一项挑战。为了更好地照顾宝贝,新妈妈首先要好好地照顾自己,只有这样,才能完成这项重要的工作,才能更好地照顾好宝贝。

首先,新妈妈需要很好的休息,要保证充足的睡眠。要按照宝贝的作息时间来安排活动,宝贝睡觉的时候,妈妈尽量也赶紧睡,这样才不至于夜里起来照顾宝贝的时候,困得睁不开眼。

除了照顾宝贝,新妈妈还要有自己的时间,可以去看望朋友、健身、散步,总之是需要有时间做自己喜欢的事,不要因为生了宝贝,就让生活一下子全部被宝贝占满,失去自己的很多乐趣。

3. **母乳 + 抚触 + 阅读**

尽量母乳喂养。母乳是母爱的一部分,当婴儿吮吸你,让你满胀及疼痛的乳房变得轻松时,新妈妈再就势理一理宝宝的头发,你会感应到,母子间的情感通过乳汁这一通道,变得密不可分。

保持身体接触。现在有许多新妈妈经济状况不错,在宝宝出生之初就请了 24 小时月嫂及育儿保姆,这一做法带来的好处是让妈妈有更多的时间休息,从而更容易恢复体力,但坏处可能是令宝宝与妈妈的身体接触大大减少。不少妈妈除了喂奶时抱过宝宝,帮新生儿洗澡、换尿布、做抚触操,都交由月嫂和保姆去做,这也是妈妈与宝宝的情感建立变慢的主要原因。不妨将一些育儿工作从保姆手里接过来自己做,尤其是一面有身体接触,一面有眼神、言语乃至哼唱交流的项目,这些无声及有声的沟通可以使母子亲情快速成长。

虽然宝贝还听不懂大人的语言,但每日的睡前阅读是增进母子感情的捷径,一来新妈妈可以独享和宝贝深度交流的宝贵时间,二来这对培养宝贝日后的阅读能力及爱好也是起着重要作用的。

4. 写宝宝日记及收集与新生儿相关的纪念品

宝贝是上苍赠予我们的最珍贵的礼物,写宝宝成长日记,收集宝宝成长的手模、脚模、胎毛笔,都会让"新妈妈"这一角色充满发现和惊喜。幸福感往往不为当局者所知,因为"当局者迷",但写宝宝日记这样的程序,能帮助我们从第三者的角度，发现及重温母子关系中动人的小细节，这种发现会令我们对孩子的到来充满感恩和欣喜。

妻子的角色

有些妈妈对照顾宝贝太过投入，感宝宝所感，乐宝宝所乐，忧宝宝所忧，天天跟宝宝泡在一起，寸步不离。连宝宝睡着了，要到楼下超市去买包纸尿裤也有强烈的愧疚感；连某一天奶瓶没有放在开水锅里煮，也会提心吊胆。当妈妈的完全沉浸在与宝宝亲密相处的快乐当中，直接忽略了自己的另一半，以至于有的新爸爸在一开始还对宝宝的出生满怀欣喜，过了个把月以后却觉得自己恐怕是招来了"情敌"。有一位新爸爸这样描述自己的地位变化，"从二把手降为三把手我是有思想准备的，但我的妻子也不能关注孩子的大便胜过我的升迁呀——这次竞聘，我没有成功，我希望跟她谈一谈我的感受，但没想到她根本充耳不闻。"

有了宝贝后，新妈妈和丈夫的生活都发生了巨大的改变。新妈妈需要日夜照顾宝贝，自然和宝贝更亲密一些。宝贝的降生虽然看起来对爸爸的生活并没有什么影响，爸爸还是和以往一样工作、回家，可是感情生活却发生了变化。妻子的全部注意力都在宝贝身上,他不得不学着习惯这些,仿佛又回到了单身汉的生活。

改善夫妻关系,新妈妈势在必行

1. 可以多单独和丈夫相处,这样才有机会互相沟通。不仅说说宝贝,更多地要像以前"二人世界"时候那样,说说各自的事和感受。如果有宝贝在旁边,话题会经常被打断,所以要找机会"甩掉"宝贝。趁宝贝没醒的时候一起吃早餐,或者周末让其他人在家照顾宝贝,你们溜出去散散步,都是不错的选择。前提是选一个新妈妈感到不那么累,心情比较好的时候。

2. 宝贝占用妈妈全天 24 个小时的时间和精力,这需要丈夫的理解,否则夫妻关系会因此而疏远。新妈妈虽然心思全在照顾宝贝上,可是仍旧需要得到丈夫的照顾,也需要丈夫的鼓励和支持。作为妻子,偶尔向丈夫撒撒娇,表示一下自己也是需要丈夫关心的,自己也不是一个铁打的妈妈,相信怜香惜玉的他会体谅自己的妻子的。

除了"妈妈"和"妻子"这两个重中之重的角色需要新妈妈调整和适应外,新妈妈身上原有的社会角色也需要特别维护。

女儿的角色。自从有了宝宝，老人家也不得清闲，当新妈妈休完产假回归工作岗位的时候，他们义无反顾地承担起了保姆的职责，不仅仅要负责照顾孩子，还要抽空做些家务，妈妈和婆婆们的这份辛苦，作为女儿是要铭记在心的。

朋友的角色。如果有机会认识其他的妈咪，听听她们的经验，交流一下各自的感受，能帮助新妈妈更容易度过这段时期。看看家周围是不是有很多妈咪带宝贝晒太阳？试着去认识她们。网上也可以找到很多妈咪论坛，新妈妈在那里可以学到好多知识，还能和那里的妈妈找到很多共同的话题。

工作者角色。上班时间全心工作，下班时间全身心照顾孩子，在对的时间做对的事。

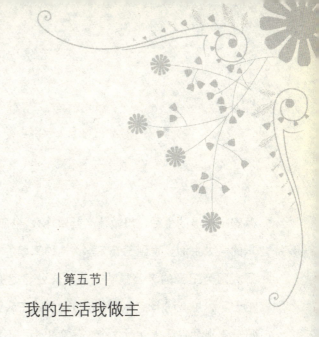

| 第五节 |

我的生活我做主

一个人的生活逍遥自在,两个人的生活温馨惬意,怎么多了一个孩子以后,生活就变得一团糟了呢?相关的、不相关的人,七大姑八大姨都来指挥新妈妈该如何带孩子了。都是以"过来人"的经验在教导着新妈妈,该听谁,不该听谁的呢?很多新妈妈都遇到过类似的困扰和烦恼,我的生活到底谁说了算?

断奶是我和孩子的事

王云怀孕前就一直在家做着全职太太,不用操心家中的经济来源问题,不用操心家务问题(因为有保姆),小两口的生活过得十分惬意。尤其是王云,每日闲来无事,可以随意安排自己的生活，想做什么就做什么，独自过着她逍遥快乐的太太生活。直到王云怀孕，这种清静的生活就彻底结束了。因为王云的老公是独生子，公公婆婆的年龄也都将近七十了，早就盼着抱孙子呢，自从知道王云怀孕以来，就每日一通电话提醒她注意这个、注意那个，不仅如此，还时常限制王云外出，说是怕动了胎气，这一切都让自由惯了的王云不胜其烦。王云就这样煎熬着，终于熬过了孕期，本以为被唠叨指挥的日子可算结束了，没想到的是更可怕的生活还在后面。

原来在王云怀孕期间，家人顾及到王云的心情，怕王云情绪不佳会影响到腹中胎儿的健康，没敢过多地控制和指责她，但孩子出生后就不同了，四面八方的声音蜂拥而至。今天大姑姐教王云怎么给孩子洗澡；明天大嫂又过来手把手教王云怎么抱孩子；没两天就连邻居也开始指导起王云怎么给孩子把尿……就连哺乳，这么顺其自然的母婴私事都有人指手画脚。转眼间孩子已经半岁了，王云听到的身边最多的声音就是："该断奶了！"

第一个断奶的指令居然源于自己的妈妈。孩子刚满半岁，远在山东老家的妈妈就打来了电话，一再叮嘱王云应该开始逐渐给孩子断奶了。要说妈妈也确实是为自己好，妈妈说："哺乳时间太长会导致骨质疏松，断奶后很难逆转的。再说孩子已经可以吃辅食了，也不在乎多这一口母乳了。"虽然说王云知道母亲是为自己好，可她怎么也不舍得给孩子断奶。没过几天，婆婆的"断奶指令"也到了。婆婆完全是从孩子的角度考虑，婆婆说："母乳半年以后就没有营养了，还是给孩子换奶粉吧，别影响了孩子的生长发育。现在的母乳就和水差不多，还不如配方奶的营养全面呢。"每每带孩子外出散步，当邻居得知王云孩子还在哺乳的时候，总是会有多事的人过来劝说："该断奶啦，孩子越大越恋奶，到时候想断都不好断了。"最令王云不悦的是连她最好的朋友也同样劝她断奶，闺蜜说："哺乳时间长了，断奶后胸部会很难看的，你不担心被老公嫌弃吗？还是早点断了吧！"

　　四面八方的压力和舆论无时无刻不在骚扰着王云快乐的育儿生活，她就不明白了，不就是哺乳这点事吗，大家至于这样一起声讨她吗？明明只是关系到自己和孩子的事情，怎么周围人都那么"热情"地过来掺和。后来，王云下定主意，作为孩子的妈妈，断奶这件事还就自己说了算了。她再不想听到周围任何反对和质疑的声音，孩子想吃多久，自己就喂多久。不是故意和大家拧着来，而是真心地觉得哺乳这件事，妈妈一定要自己做主。

长辈们的意见该不该听

有些固执己见的新妈妈,宁可墨守自己那些并不见得正确的育儿经验,也不愿意接受和倾听身边长辈们的教诲。尤其是和婆婆关系不佳的儿媳妇,素来是天敌关系的婆媳之间,孩子的到来似乎成了婆媳拉锯战的工具,不管是不是为了孩子好,一个在不停地唠叨自己曾经是怎么带孩子的,一个是"兵来将挡,水来土掩"颇有对策。只可怜了脆弱无助的孩子,夹在水火之间,俨然成了固执妈妈的"试验品"。

而有些逆来顺受的新妈妈,由于对自己天然的母性职责过于不自信,常常盲目听信周围长辈们的教诲,也不管是对是错,通通接受,总之唯独对自己的育儿观念是质疑的。在这样不自信的妈妈的照看下,孩子依旧是一个"试验品",谁叫他有个没有主心骨的妈妈呢。那么到底对长辈们的意见采取什么样的态度,最有利于孩子的生长发育呢?长辈们的意见该听还是不该听?

家长们毕竟是养育过子女的"过来人",有些经验是多年传承下来的老方法,有其独到之处,但有些老经验也未必适合现代社会,所以新妈妈可以自己长点心眼儿,有选择性地听取,取其精华去其糟粕。平时应该多看一些育儿书籍,或者从电视或专业人员那里学习一些育儿经验,遇到紧急情况或者自己拿不准主意的时候,可以再虚心向身边的长辈请教。

如何婉拒周围人的善意

面对身边纷纷扰扰、层出不穷的善意教导,生硬拒绝太尴尬,毕竟大家都是出于好意,怎能当面让人家"下不来台"呢?但是自己确实不胜其烦,更何况很多教导并非正确,实在无法遵从。遇到这类情况,新妈妈该怎样巧妙地处理呢?

巧妙回避。所谓"三十六计,走为上计",遇到不想继续讨论的话题,"闪人"是最干脆利索的处理方式。但面对亲朋好友,甚至是长辈的"关心",怎能毫无礼貌地说走就走呢?新妈妈不妨巧动脑筋,以孩子为借口开溜。比如借口该给孩子喂水或者换尿布,而暂时回避话题场所,先去忙其他事情。毕竟给孩子多换一片尿布或者多喂一次水也没什么坏处,还能帮助自己脱离困境,又不会驳他人的面子。

口头附和。有些出谋划策者太过热情，喋喋不休地传授着育儿经验，以至于新妈妈想不接受都不行。此时的新妈妈可能已经被她说得"云里雾里"了，一下子也分辨不出哪些该听，哪些不该听了。遇到这种情况，出于礼貌和尊重，可以对长辈提出的意见和建议先随口附和着，等清静的时候再自己回味，要不要执行就在你自己啦。

专业帮忙。很多热心帮忙的人也都是出于好心，才会提醒新妈妈注意这个、注意那个的，她们并没有考虑到，自己的意见对方是否需要或者是否是妥当的、适合的意见。如果你觉得长辈们的意见欠妥，可以拿出专业育儿书籍当中的观点给她们看，很多长辈对于正确时尚的育儿理念也是乐于接受的。

自主生活要有度

虽然说新妈妈对于自己的孩子具有绝对的监护权，但孩子绝非自己的私有品，他在充分享有母爱的同时，也将会享受到父亲之爱、爷爷奶奶之爱，还有其他多方面的关注和爱护。有的新妈妈对孩子过度保护，只把孩子揽在自己身边，按照自己的教养方式去照顾孩子，不信任其他人的任何建议，哪怕是正确的忠告。要知道，孩子的模仿力是最强的，久而久之，孩子就会变得像妈妈一样，对身边其他友好的人也充满芥蒂。胆小、畏惧、怀疑等一些不良的品质，也将逐渐在孩子的身上扎根。

所以，为了给孩子做个良好的榜样，新妈妈不宜太封闭自己的生活，在为自己生活做主的同时，有选择性地吸取一些其他人提出的良好建议，反而会使新妈妈少走很多弯路，同时生活得更加轻松一些。

新妈妈不是孤家寡人

人际交往问题是贯穿于人的整个生命历程的，也是人生一门很深奥的学问，越是惧怕与人交流就越有可能产生人际关系问题，如此恶性循环，最终会导致自己的生活受到其影响。

很多新妈妈在生完孩子后，常常会把大部分精力和关注都投放在孩子的身上，而忽略了身边原有的社交圈。而当原本很要好的朋友提出一些与新妈妈育儿观念不符的建议的时候，很容易引起新妈妈的反感，如果处理不当会造成人际关系的疏远。

人是需要社会力量的支持的,当新妈妈遇到困难的时候,更会有此体会。而当你把身边朋友亲人都得罪光了的时候,再想求助于他人,恐怕就难了。所以,维护好身边的人际关系,对自己、对孩子都是有益的。

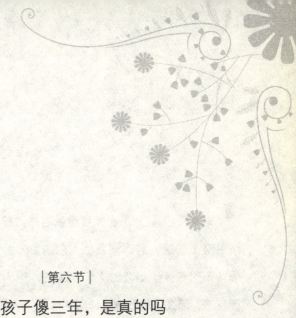

第六节

生完孩子傻三年,是真的吗

俗话说:"生完孩子傻三年。"很多妈妈在孕期就感觉到了自己智商的下降,这种"傻"的感觉就这样持续影响着新妈妈的生活,健忘、迟钝、不灵活搅得新妈妈工作和生活一团糟,各种低级错误招来身边人一通嘲笑,更令新妈妈无地自容。难道"生完孩子傻三年"这句古老的魔咒真的如此灵验吗?

不可不信的"傻"三年

王瑾是个事业型的女人,产后两个半月就回公司上班了,由于工作表现突出,三个月后就晋升为部门主管了。而在一次工作汇报中,王瑾彻底地被"孕傻"给击败了。

据她自己讲:"一次,我给我的得力部下调工资,我将申请书交上去时,经理问我他之前的工资是多少,我竟然一下子转不过弯来。但我给人家调工资,连人家现在的工资都掌握不清,那么试问我在做什么?然后我硬着头皮说了一个数!听了那个数后经理也很惊讶,说工资是不高啊,该涨!于是在我原有的基础上又主动改加了三百块!然后经理哇啦哇啦跟日本老板说明了为什么这次调整了这么多,是因为原有工资实在太低了,日本老板也很爽快地同意了,然后我就下楼了。我自己想着是不是那么一回事啊,我再确认一下吧。当我看到实际情况时我惊出一身汗,我刚报的数和实际差得'不多',少报了五百块而已!

"真是不可原谅呀!想当年没生孩子之前,我在交给老总什么东西之前,务必会考虑周全,老总可能会问些什么,我怎么回答,基本上不会有什么差错的。可是生孩子之后,我怎么连这种低级的错误也会犯,连自己部门几个管理人员的工资都记不清。就算记不清,交申请书之前也要了解清楚的啊,怎么估摸个数也会差那么远,自己真是傻得可以了!"

王瑾接着又说:"我们一个顾问老师以前跟我说生完孩子的女人傻三年,我觉得怎么会?然后她给我举了一个例子,跟她一起的一个女同事,生完孩子回来连电脑怎么开机都忘了,就坐在那儿,想了半天,然后抬头问她是怎么开机的!当时我哈哈大笑,想着这也太夸张了。后来我自己身边的一个同事也发生了类似的事,她之前做事雷厉风行,让我非常佩服,是我比较欣赏的一个人,可是看看她生完孩子后,丢三落四,经理跟她确认一件事情的结果时她还好像之前一点印象都没有!再看看我自己,生孩子之前经理说什么我就知道关于我的事情是哪一部分,基本上开完会下来,我要做的事是哪些、让谁去做、怎么做,我脑海里就已经有了答案。可是现在,经理说什么时,我要努力地记上笔记,才能基本上记住此次开会说了些什么,记了后还要找其他同事的笔记对一下,确认记好了。会议结束以后我才能坐下来思考我在这次会议中的任务是什么、怎么做,这种状态经常让我感到十分郁闷!"

但是令王瑾更加担忧的是,她现在管理的六个人当中,有一个每天挺着四个月的肚子在她面前晃,她很担心,到时她也傻三年,自己这个主管可怎么办啊!还有两个人在吃叶酸了,预计怀孕中……王瑾说:"作为领导,又同为女性,她们生孩子我一定会祝福的,这不,防辐射衣服我准备了,肚子大了的孕妇裙我也准备了,可是我真的好担心她们回来上班时也给我来个傻三年!到那时,我怒不得、罚不得,谁让自己曾经也傻过一把呢?我的天呀,我想想头就大!"

现在的王瑾不得不相信，生完孩子的女人傻三年，那是真的傻三年啊！所有新妈妈都得相信，不服不行呀！

让新妈妈变"傻"的"主犯"与"从犯"

主犯——注意缺失

在这里，我不得不从专业角度解释一下"注意"的相关概念，以使大家更加明白为什么注意缺失，是使新妈妈变"傻"的罪魁祸首。

"注意"这个词的专业解释就是：一个人的心理活动或意识活动对一定对象的指向和集中。注意有四个特征：特征一是注意广度，即在同一时间内，意识能清楚地把握对象的数量；特征二是注意的稳定性，即对选择的对象，注意能稳定地保持多长时间的特性；特征三是注意转移，即由于任务的变化，注意由一种对象转移到另一种对象上去的现象；特征四是注意分配，即在同一时间内，把注意指向不同的对象，同时从事几种不同活动的现象。

作为新妈妈来说，自己的大部分注意力无疑都放在了孩子身上，随之而来的就是注意的第一特征——注意广度变窄。比如，你在家中照顾孩子的同时，要准备晚饭，还要抽空给同事打一通关于工作计划的电话，由于照顾孩子分散了妈妈的很多注意力，那么相对来说对其他两项工作的关注度就不会是最高的，出错的几率也就随之上升了。其次是注意的第二特征——注意的稳定性不足。还用上面的例子来说明，平时做饭可以专心致志，但现在要边做饭边观察孩子那边的动静，谁又能保证不会一时混乱，把糖当作盐倒进了锅里呢？再来说说注意的第三特征——注意转移的变化。依旧使用上述情况举例，照顾孩子的同时做饭，一旦孩子那边有情况，就要立马将注意力转移到孩子身上，在照顾孩子兼顾做饭的时候打工作电话，任何一点情况都将打断谈话的思路，注意转移的过于频繁势必导致错误迭出。最后再来看看注意的第四个特征——注意分配，同样是以上边的事为例，假如新妈妈的全部注意力为100%，如果没有孩子需要照顾，做饭和打电话可以各分配50%的注意力去完成，这样大大降低了出错的几率；有了孩子以后，用来照顾孩子的注意力分配为70%，做饭分配了20%，打电话分配了10%，在这样的情况下，恐怕新妈妈能把孩子照顾妥当已经不易了。

所以，很多时候新妈妈犯"傻"，并不是因为智商的下降，而是因为注意的缺失，经过一段时间的适应和训练会有很明显的改善的。

从犯——激素、睡眠、陌生领域、家务骤增

激素

美国加州大学罗伯特博士的研究表明,孕妇以及产妇常常出现各种大脑症状,包括健忘、注意力难以集中、疲劳、协调性降低等。这些都是由于激素变化引起的自然现象,通常也都是良性的。

在怀孕前三个月时,孕激素分泌稳步上升,甲状腺激素水平开始下降,这种组合会导致孕妈妈健忘、注意力难以集中、思想处理能力变慢,甚至出现头晕现象。

到了孕晚期,孕激素的影响开始显著减少,但雌三醇激素水平提高,这会导致怀孕女性的大脑出现"临时记忆"问题。她们会变得很难回顾最近发生的事件,以及反省自己的情绪变化。

但专家也说,不是每个人都会经历这样的症状,当类似症状发生的时候,其影响也由于各人体质和性格不同而有不同的表现。甚至同一名女性两次怀孕都会有不同的症状表现。

很难说这种症状会持续多久,并不一定是三年或半年。这种症状也可能不只在孕期发生,而是妈咪自身发生的改变。

睡眠

在孕期，很多孕妈妈出现了睡眠问题，影响了睡眠时间。而在产后，半夜起来给小宝贝喂奶、换尿布，以及家务事的突然增多，更是挤占了新妈妈的睡眠时间。很多新妈妈在坐完月子后每天平均睡眠时间只有五六个小时。睡眠时间的减少，头脑的疲乏，会严重影响记忆力。但这是暂时的。随着小宝贝生活习惯得到调整，新妈妈照顾小宝贝的技术越来越熟练，睡眠时间也会相应增加，因为缺乏睡眠而导致的健忘也会得到缓解。

陌生领域

照顾小宝贝是一门学问，对于大多数新妈妈来说也是一个陌生领域。如果不是非常熟练，很难不顾此失彼。比如，给宝贝配奶粉，如果没有养成默念的习惯，万一在放奶粉时旁边有事打岔，就会忘了已经放了几勺奶粉，等等。只有慢慢熟练之后，照顾宝贝才会越来越得心应手，也才不会疏忽。

自我暗示

很多人都听说过"生完孩子傻三年"这句古老的"咒语"，并习惯于把任何过失都归咎于这句话。这虽然是一种正常的心理防御，但也难免会给自己一个"傻"的不良心理暗示，久而久之，新妈妈想"不傻"都难了。

"傻"给新妈妈带来的困扰

反应迟钝：无论是从理解力、反应速度，还是执行力上，新妈妈都容易比别人慢半拍，从而导致单位时间内的效率要比别人低一些，这是"傻"带来的最常见的影响。

错误频出：各种低级错误频繁找到新妈妈的头上，曾经听到都觉得不可思议的糗事，居然也会落到自己头上，这是新妈妈常常抱怨的。

遭到取笑：重返工作岗位的新妈妈，似乎一下子失去了曾经叱咤职场的风采，随之而来的是迟钝、出错，经常魂不守舍，不在状态，往往会遭到同事及领导的取笑甚至非议。

新妈妈要怎样应对"傻"

寻求外援：新妈妈的"傻"是情有可原的，因为我们把太多的精力都投注在了孩子身上，相信身边的人也会因此而对新妈妈的错误多一些宽容，多一分理解。新妈妈也要学会在自己力不从心的时候，不必过于强求，量力而为，在自己需要帮助的时候，可以借助身边亲人和朋友的力量。长辈们都曾经历过带孩子的艰辛岁月,而丈夫更是责无旁贷,多求助于他们总比失误后再后悔的强。亲人和朋友们也都会乐于帮助新妈妈的。

时间统筹:虽然说"孕傻"无可避免地会给新妈妈的生活带来困扰,但智慧地运用一些方法,可以将困扰降至最低。新妈妈要学会规划自己的生活,包括照顾孩子、料理生活和做好本职工作等,时间统筹就可以很好地帮助新妈妈避免因多重事务压力带来的忙中出乱。专时专用是时间统筹的根本原则,尽量把需要完成的工作在时间上岔开安排,如果实在安排不开,见缝插针也是可以的。比如,在孩子睡觉的时候,把晚餐食材准备好,等老公回来再炒菜,既省时,又不会影响到孩子,还能让家人吃上热饭。举一反三,新妈妈们一定能在生活中总结出适合自己的统筹计划。

从容面对:要知道,女人都是这个样子的,生完孩子需要时间来沉淀自己,如果能够接纳自己的不完美,心就会安然很多,不妨允许自己先"傻"着吧。新妈妈会慢慢明白,这种傻是一种积累、一种沉淀,从身体上表现出来,就是自己的行为慢了N拍,以前那个风风火火、思维敏捷、雷厉风行,偶尔也会妖媚的"白骨精"彻底召唤不回来了,一切的生物节律都只是为了慢下来、慢下来、再慢下来,没有什么可焦虑的，没有什么可着急的，宝宝就是全部。人类进化了这么久，在一个母亲身上，只有这种傻才能让她心甘情愿忽略一切。然后，一个可能不完美但是完整的女人会慢慢诞生。

这一切，也是我自己在生完儿子半年之后渐渐领悟到的，现在我终于很肯定地告诉自己：我甘愿做个"傻"妈妈。

Part Five

新妈妈面对"新职场" | 第五章

人的价值不是单一的，也许在家庭，也许在社会，也许在职场……作为女人，作为妈妈，在把一部分注意力放在家庭、放在孩子身上的同时，也别忘了自己的理想和自己的人生价值。

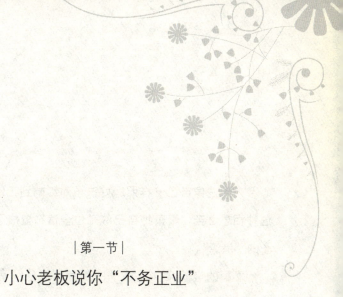

| 第一节 |

小心老板说你"不务正业"

如果不是打定注意做全职妈妈,那么新妈妈就注定要重返职场。这对新妈妈是很重要的一道坎儿,迈得好就能顺利与职场生活接轨,完成工作和育儿的双重任务;如若迈得不好,则会导致新妈妈的社会生活适应不良,更会影响其积极的工作情绪和职场社交关系。毕竟职场是展现职业能力、水准和素质的地方,而不是展现母性光辉和柔情的场所。

爱娃心切,也要有所收敛

萧萧像大多数新妈妈一样,休完产假就返回原公司继续上班了。已经适应了白天围着孩子转,晚上搂着孩子睡的她,对于重新开始的工作状态很不适应,经常因为想念孩子,担心家人无法像自己一样照顾好孩子而影响到工作。为了排解这种相思之苦,萧萧把自己的工位全然布置成了一个思念孩子的"港湾"。

萧萧的电脑桌面是孩子的照片,而且经常更换新的照片;电脑的屏保也是孩子照片的动态放映模式。萧萧的QQ和MSN的签名也时常更换着关于孩子的各种信息,不是"宝宝今天会笑了",就是"宝宝学会爬了"……萧萧的空间和网络日志中每天都记录着孩子的点点滴滴。不仅如此,萧萧的办公桌上摆着孩子的百日照,就连水杯上都印着孩子的照片。萧萧是个很勤快、能干的员工,每天的工作内容绝对都能够提前两小时完成,剩下来的时间,萧萧会浏览各大育儿和购物网站,学习育儿知识、网购婴幼儿用品成了她空闲时间的主要内容。虽然没有影响到自己分内的任何工作,但身边过来过往的同事看到,总是忍不住皱着眉、摇摇头。

不出所料,两周后领导找到萧萧谈话。起初是很委婉地问萧萧是不是家中有困难,要不要停薪留职暂时休假。萧萧顾虑家中经济原因没有要求休假,可是谈话期间,她并没有真的领悟到领导的意图,最后领导只得直接提出意见:"你每天似乎很闲呀!不是看照片就是上网购物,要不就是长时间打私人电话,整天都不务正业,真不知道你的工作是怎么做的,有没有用心!"说完,领导夹着文件夹离开了办公室,留下萧萧一个人委屈得百口莫辩。萧萧心里想:自己明明没有耽误工作,怎么就无缘无故招来领导的一顿数落呢?

与萧萧有相同遭遇的新妈妈大有人在,而很多新妈妈都沉浸在妈妈的角色中难以自拔,完全忽略了重返职场后自己的职业角色的重要性,虽然很努力地工作,即便没有任何差池,也难免给人以"不务正业"的印象。

新妈妈职场禁忌

薛丽曾是一个全职家庭主妇,她一个人可以把家里的每个细节都照顾得井然有序,无论是清洁还是烹调,她都细致入微。当她重新回到工作岗位时,她把满腔的热情都放到了办公室。她每天早晨第一个来到公司,不仅准备好开水,还拿起自带的抹布做清洁。工作间隙,她拿出自己烤制的点心分给同事们品尝。一个月以后,老板找她谈话,认为她做了太多分外的事情,希望她把更多的注意力放到自己的工作上。薛丽觉得自尊心受了伤害,她满怀爱意地像料理家一样对待公司,可却得到了这样"刻板"的评价。

薛丽的热心肠没有问题,问题就在于她没走出自己原来的角色。照顾家人要全心全意,把你所有的爱溶化进去,需要细致入微地把每一个角落都想到。但是,做工作不要如此,全身心地投入、事无巨细会降低你的工作效率,老板也不喜欢抓不住重点的员工。

新妈妈常常会在职场中有诸如此类的问题,总结起来有四大禁忌:

言行兴趣化

过多地谈论孩子及丈夫,把家庭生活的痕迹带到办公室里,是新妈妈常犯的一个禁忌。特别是孩子年纪较小的妈妈,身上常有孩子留下的痕迹。虽然孩子是妈妈的心头肉,但在上班的路上,职业妈妈就要完成角色的转变。在办公室里,不要把孩子、丈夫挂在嘴边。另一方面,职业妈妈可以不为了养家糊口,只为了兴趣所至而出来工作,这使许多妈妈在择业时所承受的压力要小一些。但实际的工作并不见得会与你的兴趣完全相符,如果符合你的兴趣就干得好,不符合兴趣就干得不好,会给老板一种进取心差的感觉,不利于你的加薪和晋升。

过于感性

就女性的自身特点而言，原本就是感性多于理性的，加上新妈妈身体和心理的变化，以及已经在产假期间习惯于日常生活的身心状态，使得新妈妈更加容易感情用事。而职场是一个瞬息万变，需要每个职业者都时刻保持清醒的头脑和理性的思维状态的场所，感情用事不仅无助于工作的开展，往往还会引起周遭同事的不满。所以，女性生完孩子后从业，心理和生理都有一个重新适应的过程，这个调试要靠自己完成。在办公室里尤其不能感情用事、冲动，不要指望别人对你照顾、多加理解。无论受到多大委屈，也不要哭泣，否则只会带来尴尬。

不施粉黛

因为习惯于在家中照顾孩子时不施任何脂粉，穿戴也很简洁休闲，有的新妈妈在重返工作岗位时也会延续家中穿衣打扮的作风。虽然说没有什么硬性规定要求女员工必须化妆上班，但每天坐在"花丛"中的妈妈，难免给人以缺乏精神的感觉。新妈妈刚刚重返职场，面对事业的压力，面对照顾子女的压力，面对料理家庭的压力，难免会影响睡眠和饮食，如果再不略施粉黛，面带"菜色"和憔悴地工作，想得到领导的欣赏也难。所以,作为职业女性,淡妆面容和工作装束是必要的融入工作圈的基础工作,这个工作不能疏忽。

来去匆匆,不敬业不守时

很多新妈妈,因为家中种种原因和困难,常常是上班时间最后一个踏入办公室,下班时间第一个赶着离开办公室的人,迟到、早退、请假更是家常便饭。虽然说孩子小,确实困难多,但在众多加班的同事和领导的眼里,新妈妈无疑会成为大家"羡慕嫉妒恨"的对象。职业妈妈在家是一个细心且细致的理财好手,在办公室也应继续保持,避免不必要的浪费。再宽容的老板也不会喜欢上班迟到,下班匆匆忙忙回家,而忘记及时关空调、台灯和电脑的员工。

新妈妈要学会发挥自己的职业优势

俗话说"尺有所短,寸有所长",重返职场的新妈妈也并非一无是处,关键看自己是否懂得扬长避短。与年轻的新员工相比,新妈妈在职场中还是有很多优势的。

明确的目标和动力

对于大多数家庭来讲，新妈妈重新开始工作，很大动力是来源于给孩子更好的物质生活条件。要知道，为了孩子的奶粉和尿片，乃至于将来的生活和学习，新妈妈是很有动力和决心去做好工作的。另外，妈妈级员工经过一段时间的休整，已经能够对过去工作中出现的问题进行反思，调整自己的工作态度，所以和初出茅庐的小女生相比，妈妈级员工少了许多不切实际的幻想，却多了更加明确的目标，这使得她们能够排除各种干扰，专注地对待本职工作，对于职场人来说这是第一重要的素质。

强烈的责任感

女孩结婚后成为女人，这个过程赋予女人家庭的责任感和使命感，这是女人第一次成熟的蜕变。女人生育后从妻子升级为妈妈，这个过程赋予女人养育子女的责任感和使命感，这是女人的第二次蜕变。经过这两次蜕变,女人变得更加稳重、成熟。从孕育、生产到把一个新生命抚养成人，这个过程让妈妈们感受到超乎常人的责任感，因为孩子成长的每一步都离不开妈妈的亲力亲为，稍有差池都可能会影响孩子的身心健康。有着强烈责任感的妈妈们，不会像小女生一样任凭自己的喜好和心情随意对待工作，更懂得对一份工作也应该负起自己的本分和职责。为了自己、为了家庭、为了自己的职业理想，新妈妈也会珍惜并尽力做好自己的本职工作。

爱心和耐心

一个再浮躁的女人，面对自己的孩子也会收敛情绪。耐心照顾孩子的过程也是妈妈们个人心理成长的过程，爱心和耐心是孩子成长不可缺少的营养素，孩子随时有可能犯错，妈妈的包容也是必不可少的。这些被锻炼出来的优秀品质，正是职场人际关系中缺少并需要的正能量。新妈妈"与生俱来"地比身边其他工作者更具备这样的品质和素质，而良好的人际关系更是顺利开展工作的基础，是推进职业进展的基础。

及时反省的觉悟

都说随着孩子的成长，母亲也在不断修剪着自己身上的"枝枝叶叶"，被重新雕塑过的新妈妈，在职场中同样习惯于边工作、边"修剪"、边自我成长。但有些职场新人，或者是有一定地位的老员工，做事的时候多多少少都带有一点"不撞南墙不回头"的架势，相对于这些职场老将或新人来说，新妈妈身上具备的"每日三省吾身"的精神,是推动工作发展的基础素质。

虽然说新妈妈回归职场后很辛苦,更要承受着对孩子的无比思念,各种担心、焦虑占据着妈妈的大半情绪,但作为职场人,就要有身处职场的专业态度,只有工作时间内把分内工作完成,回家后才能更加无忧无虑地全身心陪伴孩子。带着工作情绪陪伴孩子的妈妈不是好妈妈,同样,带着育儿感情工作的职员也不是好职员。

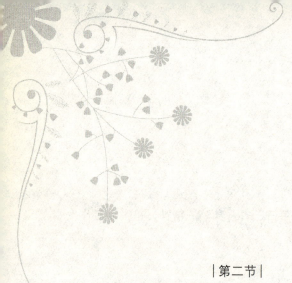

| 第二节 |

当照顾宝宝与发展前途"撞车"

当新妈妈重返职场后,总会遇到这样那样的问题,最令妈妈们头疼的,恐怕是工作和孩子之间"鱼与熊掌不可兼得"的问题了。花在孩子身上的心思多一些,工作难免会亮起红灯;但如果放在工作上的心思多一些,新妈妈自己心里又会油然升起对孩子的无比愧疚。妈妈们总是在这种两难的境地左右徘徊,始终无法做出真正的选择。难道事业与家庭对于女人来说,尤其是对于一个孩子尚小的新妈妈来说,真的是水火不容、相互冲突的事情吗?未必!

事业、女儿两不误

莞陶今年三十一岁,现为知名媒体从业人员,她的女儿目前十个月大。

　　身为一名记者,莞陶休完三个月产假之后,便把女儿托给了公公婆婆,早早地"归队"了。那时,正值报纸改版,原来跑教育新闻的她被调到新创办的时尚周刊任编辑。全新的岗位,全新的开始,让莞陶有一种跃跃欲试的冲动。她跑遍了街头的报摊,研究众多同类报纸,没多久就将时尚周刊办得红红火火。

　　"有三个月时间没写东西,觉得自己的脑子都快生锈了。"幸好女儿给了她很多灵感,渐渐地,她写作的内容从之前熟悉的教育领域拓展到了健康、情感、女性、家庭等方方面面。莞陶也曾有过这样的苦恼:孩子离不开妈,几个月大的女儿,每天晚上及周末时间里都得归她管,哪有时间写东西呢?后来她想出两个办法:一是提高工作效率,腾出时间给自己"种自留地";二是把零散时间全部利用起来。"人的惰性是很强的,如果总给自己找很多不干事或干不好事的借口,那样只会让自己更加懒散。"莞陶说,"累是不可避免的,但我必须随时给自己充电,抓住一切机会,让自己干得好一些、再好一些。我有责任为女儿做个好榜样。"

　　莞陶之所以能够做到二者兼得,关键点在于她提前做好了充分的准备工作。

1. 解决好"后顾之忧"。 在重新上班之前，找个信任的人来照看孩子。或者与老公协商，得到他的理解和支持。

2. 记得和同事保持联络。 在休产假的三个月里，莞陶一直和同事进行电话联系，因为她希望随时了解报社的近况，不至于重新上班后一下子感到生疏。正因为如此，她对重新安排的工作心里有数，很容易就投入到新的工作环境中去了。

孩子的需求、自我实现的需求，该如何平衡

心理学家马斯洛将人的需求由低级到高级划分为五个层次：生理需求、安全需求、社交需求（爱和归属的需求）、尊重需求、自我实现需求。这五个需求层次逐层提高，每一层次又依附着较低一层次的需求被满足才能向上发展。作为新妈妈，我们就来看看自己和孩子到底都有哪些需求，我们又实现了哪些需求呢？

孩子的需求大多属于生理需求和安全需求这两个层次：吃饱喝足，穿暖睡好。在得不到满足时，孩子大多会用眼泪来强调自己的需求。孩子对妈妈的需求还有散发着本能的爱和归属的需求。

所以，满足孩子的需求，主要是充分且巧妙地利用非工作时间，这能够达到很好的效果。比如，早晨起来给孩子穿衣服时，可以抚摸孩子，跟孩子交流；上班前亲吻孩子的额头，微笑着与孩子告别，即便孩子听不懂，也要讲明白妈妈离开的理由，"妈妈要去上班了，宝宝在家好好玩，好好吃饭，妈妈很快就回来了"；工作间隙，比如午休时间，可以打电话回家落实一些自己担心的问题，以保持工作时的稳定情绪；下班回到家中，第一件事就要先喊着孩子的名字，拥抱孩子，可以给孩子带一个简单的小礼物，哪怕是妈妈折的一只纸鹤；业余时间妈妈需要倾心并专注地陪孩子玩耍，如果可以，最好关掉手机；每天晚上要有固定的睡前模式，亲自给孩子洗澡、涂按摩油，进行抚触或给宝宝做被动操，亲自哄孩子入睡，给孩子讲故事，让孩子在安静舒适的氛围中进入梦乡。这些都有助于增进母婴之间的亲密感，足以弥补妈妈白天的缺失带给孩子的焦虑感和不安全感。

稍大一些的孩子，比如一岁半到两岁的宝宝，可以安排周末休息时全家一起出游，或带着孩子一起去市场购物，让孩子帮忙挑选物品，一起付钱，并共同整理购买的东西。这样不但可以促进亲子关系，还能教给孩子很多生活常识。当孩子有行动能力后，还可以带孩子一块整理衣服、做家务，锻炼孩子的生活能力。宝宝的生理、安全、爱与归属以及尊重的需求都能在这些过程中——得到满足。

而妈妈的需求就比较复杂了,除了与孩子相处时得到了安全、爱和归属以及尊重和被尊重的需求之外,更重要的一个基础需求——生理的需求是需要在职场中,通过工作获得薪水来满足的,而最高级的需求——自我实现的需求也是要在职场中,通过把自己的能力发挥出来,良好地履行自己的岗位职责,积极应对工作的突发状况,通过自身的努力获得晋升的机会;提高工资收入和地位来获得满足的。同时,妈妈在社交圈子中通过与朋友的交流和互动,也可以完成中间三个层次的需求。

所以,这样看来,妈妈的需求和孩子的需求并不是相互冲突和矛盾的,关键在于新妈妈是否能够合理规划自己的精力和时间,统筹安排自己的家庭和事业,如果能够掌握一些令自己事半功倍的成功策略,就再好不过了。

职场妈妈的成功策略

现在有越来越多样的工作模式:兼职、全职、自由职业,专职主妇也越来越多地被人们所认可。虽然我们大多数人还是得外出工作，但随着科技的进步，在家工作成为一种节约成本、提高效率的选择。

不管你是在办公室还是在家工作，如果你是位职场妈妈，都需要调节好自己身心的平衡。一方面，你很难完全撇开孩子，全身心地投入工作；另一方面，随着职场竞争日益激烈，你也很难做到朝九晚五，完全不占用自己的时间工作。这样矛盾就产生了，关键在于新妈妈是否有自己的策略将矛盾的影响降到最低。

我认识的一位职场妈妈非常善于保持工作与家庭之间的平衡，她说："对我来说，重要的是工作时要忘记我的儿子。我在上下班的路上都会想他，但工作的时候不想他。我对待自己的工作非常严肃，知道自己是在工作而不是在那里混日子。我很清楚自己想工作，有自己的职业规划和目标。但是找保姆很贵，有些保姆也不那么让人放心，所以必须衡量各个方面的得失，而不仅仅是财务方面，比如，保持自己的独立性以及工作上的进取等。"

九大实用职场策略：

1. 如果可能，要严格遵守上班时间，这样你才可能按部就班完成工作，按时回家。

2. 如果你必须加班，需要孩子的照顾者延长照顾时间，别忘了和家人打好招呼，以寻求理解和支持。

3. 安排孩子的照顾者早来和晚走一些，以空出时间用于"交接班"，以免你在工作的时候想起有忘记对他嘱咐的事情而分心，或者家人打电话问你孩子的情况令你分心。

4. 尽量不主动给家人打电话。你总会赶上宝宝正在哭的时候，那样你接下来会一直闷闷不乐，而影响你一整天的工作情绪。如果你实在想在工作的时候了解宝宝的情况，可以和家人约定好时间给你打电话，让你知道一切正常。这个电话不用很长时间，但会让你更放心。别担心，你的家人会挑合适的时间给你打电话的。

5. 在工言工，尽量少跟同事提及孩子，不要以为所有人都愿意谈论孩子的事情。

6. 没有孩子的同事看到你准时下班肯定会有埋怨，你对此要有心理准备，把自己的工作做好，不给别人挑你毛病的机会。

7. 充分利用不在家的时间。享受安静的独自午餐时光，或者将完不成的工作放在午休时间做，尽量别把工作带回家。

8. 偶尔放一天假和你先生一起度过，不要待在家里！在应付工作和抚养小家伙的同时，也要呵护你们的夫妻关系，每个月只要有一两天的时间享受二人世界,就能增进你们的夫妻感情。而稳固的夫妻感情,才是给孩子最好的礼物。

9. 没有任何人是铁打的,承认自己也会累,并且别指望自己能在孩子满一岁之前恢复体力,睡眠的匮乏是你的大敌。

为了宝贝,兼职也不错

所谓兼职妈妈,意味着你可以在家一边工作,一边带宝贝,比较适合工作性质十分弹性的妈妈。很多妈妈从事文字或创意工作,而随着网络购物的发展,越来越多的新妈妈选择了自主创业,这种工作性质的妈妈就可以选择做兼职妈妈。这种工作方式既可以工作,又能陪宝贝,两不耽误,如果条件允许,尝试一下也未尝不可!

做兼职妈妈的好处:

1. 可以自由安排时间。兼职的最大好处就是工作时间自由,可以根据自己的情况安排。

2. 与宝贝更亲密。由于兼职妈妈们与宝贝相处的时间比较长,更容易建立亲密、和谐的亲子关系,宝贝也更有安全感。

3. 不容易与社会脱节。在不与社会脱节的情况下,妈妈等宝贝开始上学后,也能马上找到工作,这当中的衔接会比全职妈妈容易。

4. 更利于宝贝的成长。宝贝在零到一岁期间安全感及信任感的建立很重要,兼职妈妈可以自己有时间带宝贝。因此对于宝贝来说,妈妈不会一下子消失、一下子又出现,就算不在身边,也只是短时间的,因此宝贝比较容易对妈妈产生安全感及信任感,更利于宝贝以后的心理成长。

但是,做兼职妈妈远没有想象的那么容易,兼职妈妈往往要付出更多的精力和毅力。

兼职妈妈注意事项:

1. 要善于规划时间。如何利用时间可能是兼职妈妈们最大的难题了。本来带宝贝就是一件很费时和很辛苦的工作了,如果再加上兼职的工作,你很可能会感觉到时间不够用。所以要求你要合理地利用和规划时间。

2. 请家人帮忙。在你工作的时候难免会受到孩子的打扰。所以不妨请家人帮忙或请一个好帮手,帮你带带孩子、做做家务等,免得到头来两者都不能兼顾。

3. 安排时间与宝贝互动。兼职妈妈最好每天安排固定的时间与宝贝进行互动。做做游戏、说说故事，这样可以让亲子关系更融洽，宝贝不易对你的工作产生抵触情绪。

4. 多培养宝贝的独立性。在日常的生活中不妨多培养宝贝的独立性，让宝贝学会自己玩耍。这样不仅对宝贝的性格发展更有好处，而且还能让你有更多的工作时间！

无论新妈妈选择怎样的工作方式，最重要的一点是要清楚地认识自己，到底孩子和工作哪一边更重要，自己更愿意为哪一边付出的多一些，长远来看怎样做对于整个家庭的发展更有益……都是需要妈妈在重返职场前考虑清楚的。可以兼顾，但必然各有得失，关键在于妈妈是否快乐，孩子是否快乐，家人是否支持和理解，妈妈们要衡量清楚，再做出慎重的抉择，才会更有动力，才不会后悔！

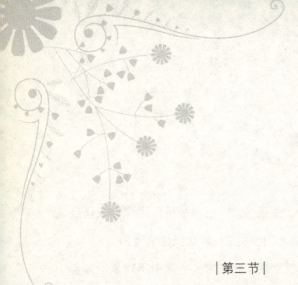

| 第三节 |

好员工未必是坏妈妈

在产假期间，妈妈围着孩子转，喂奶、拍嗝、洗澡、洗衣、哄着入睡，在力所能及的情况下都可以亲力亲为。这个过程，一方面有益于亲子依恋关系的建立，另一方面也利于产后恢复。可是，当妈妈回归职场后，孩子的需求有增无减。正常工作结束已经有些辛苦，这时就算有人帮忙，哺乳、哄着入睡等最基本的养育职责依然不可回避，不少职场妈妈面临工作之余的时间全部被孩子占据，无法为自己的职业发展作更多努力的境况。尤其是夜晚自己照顾孩子的妈妈，还会面临睡眠时间大幅削减、睡眠质量不高的困境。晚上睡不好，白天没精神，为了照顾孩子，加班也要尽量回避。面临这样的冲突时，很多职场妈妈会感到很纠结。

而对于公司来讲，老板肯定是更加欣赏和器重吃苦、能干、早来晚走,甚至是把公司当家通宵工作的积极员工。对于重返工作岗位的新妈妈来说,即便曾经是叱咤职场的"白骨精",如今也变成了一边是孩子、一边是工作的主妇型员工,加班、出差统统不能做,能把分内工作完成就不容易了,这样的员工,想要博得领导的器重,需要付出更多的代价,也需要掌握一些积极巧妙的工作良方。

好妈妈、好员工兼而有之

佳琪,三十五岁,公司职员,女儿二十六个月。

佳琪每天的日程安排几乎一成不变。六点半闹钟准时响起,洗漱完毕后,六点四十五分走进厨房,热牛奶、煎鸡蛋、烤面包,然后七点整叫丈夫和女儿起床。通常女儿会赖在床上一会儿,佳琪就一边讲故事一边给孩子穿衣服。早餐时间简直就像打仗,但无论如何,七点半佳琪得和女儿一起走出家门。

去幼儿园的一路上,佳琪和女儿背起《三字经》,一天一段,母女俩你考我我考你,不亦乐乎。七点四十分女儿走进幼儿园大门,佳琪则赶去公司上班。

八点半,佳琪坐在了办公室的电脑前。打开邮件,浏览新闻,然后是整理发言稿、开会……佳琪说,只要进了办公室,事情就不停,时间总是感觉不够用。女儿两岁以前,公司为了照顾佳琪,让她每天提前一小时下班。现在女儿进了幼儿园,佳琪也和大家一样五点半下班。一回到家,佳琪就又由白领丽人变成了"魔法妈妈",和女儿一起疯玩。

佳琪认为,工作能让自己保持一种上进的状态,虽然有时工作很忙碌,但一投入到工作中,她就会找到自己的价值。而与孩子的相处,则是佳琪的快乐之源,她说:"女儿让我变成了另外一个人,不是职业的白领,而是无拘无束的快乐妈妈。"

佳琪虽然已经算不上是新妈妈了,但还是为此特意总结了一套自己上班、带孩子两不误的实用方法,希望能够与正在煎熬和战斗中的新妈妈们一起分享。

1. 说"再见"时抱起孩子。很多妈妈为了避免孩子的纠缠而偷偷溜出家门去上班,这种做法不太妥当。孩子会一整天找妈妈,也会因为见不到妈妈而心神不宁。佳琪的做法是每天离开之前抱起女儿,对她说"再见"。即便孩子小的时候听不懂,也要给她讲明白妈妈离开的理由:"妈妈要去上班了,如果宝宝好好玩,好好吃饭,妈妈很快就会回来!"

2. 每天规定一小时"想宝宝时间"。新妈妈未必有时间能在中午与宝宝相聚，那么抽一小时专门想宝宝也不错。女儿几个月大的时候，佳琪每天中午为宝宝挤奶，然后把奶瓶放在公司的冰箱里，这时，她一心想着宝宝，感觉她正在为宝宝尽责。

3. 把工作和家事分开。在佳琪的办公桌上，没有一张女儿的照片，她说这样可以使她在工作时精神集中。但是一回到家，她就会关掉手机，谢绝所有公务，不管那是一笔多么诱人的生意。

4. 遵守公司的规定。如果宝宝要打预防针或是宝宝生病要去医院，佳琪都会按规定向公司请假。如果事发突然，她也一定打电话通知，或争取处理好事情后尽快回公司上班。佳琪说，要把育儿对工作的影响降到最低限度。

5. 不要太在意宝宝。虽然上班后与宝宝相处的时间少了，但新妈妈不必为此而歉疚。宝宝对妈妈的感情并不取决于相处的时间多少，而在于相处的质量。所以，妈妈只要每天抽出一些时间，与宝宝一起尽情玩耍，对宝宝来说就是最快乐的时光。而且，离别让宝宝知道期待，能促进宝宝的情感发育。不必太在意宝宝，他会健康成长的。

学会规划时间

很多新妈妈在上班的时候，总是不由自主地想念宝宝，一会儿看看宝宝照片，一会儿给家人打个电话问问宝宝情况，不知不觉中，既耽误了自己的工作时间，导致正常工作完不成，又会让同事看着不舒服。尤其在工作节奏紧张的大公司，在不开小差的情况下，能够把分内工作完成已经很不易了。那么怎么才能够既顺利完成每天的工作，又不至于在工作时过分思念宝宝，还能够在休息时高效率高质量地陪伴宝宝成长呢？新妈妈们不妨学会规划好自己的时间。

最有效地利用亲子时间

1. 上班前的亲子时光

早晨当然是争分夺秒的，但即使如此，也应该尽量合理安排时间，在上班之前争取和宝贝进行一些亲密接触和交流。哪怕是用亲吻把宝贝温柔地唤醒，一次简短的抚触，母子间的嬉闹小游戏，一起吃早饭，都能让宝贝感受到妈妈的爱。

2. 尽量陪宝贝一起玩耍

如果妈妈们有时间，不妨在下班回家后，陪着他一起在公园或社区玩耍。听听宝宝咿咿呀呀的话语，也是一种享受。

3. 利用给宝贝的洗澡时间

再忙的职场妈妈，只要下班不是太晚，都应该亲自做这件事——给宝宝洗澡。因为亲水时间也是最佳的亲子时间！如果宝宝小，可以在帮他洗完后给他一些抚触（按摩）。

4. 必不可少的睡前故事

在宝宝睡前给他讲故事，这是每个妈妈的必修功课，即便是在宝宝还不能完全听懂和明白故事意思的年龄段。这绝对是对白天不能陪伴宝宝的最好补偿。此外，还可以给宝贝唱催眠曲，让宝宝在妈妈的声音中入睡。

学会取舍

随着年龄的增长，"学会放弃"成了很重要的一个课题。有得必有失，得与失的权衡是忙碌的女性一定要及时处理的。"追求完美"的女性的一大特点就是在时间的使用上是有问题的。所以要给自己一个合理的期望，还要给自己一个"舍得"的承受力。虽然说新妈妈可以兼顾工作和照料宝宝，但要承认，在职场中新妈妈确实不如那些没有家庭负担的职员更有魄力、更具拼搏精神，而在照料宝宝方面，也确实比不上全职妈妈能亲力亲为给宝宝带来巨大的安全感和愉悦感。但与此同时，职场妈妈也有自己的收获，在收获自身价值并换来一份不错的薪水的同时，也不会失去孩子对妈妈的依恋和爱。

新妈妈可以这样缓解压力

新妈妈们在兼顾事业和家庭的同时，必然要肩负更多的责任和压力。那么，缓解自身压力，也能够更加全身心地投入到工作和家庭，是不容小觑的。

积极地看待问题

虽然工作让人疲惫，但看到吃完奶心满意足睡着或打着饱嗝的孩子，内心一定仍是甜蜜和满足的，孩子天真无邪的笑容可以驱散妈妈心中的烦扰，小小身躯一天一个变化更让妈妈享受着生命的神奇感和自豪感。关注这些积极的东西，能够更好地缓解疲劳。当你心情不好时，可以尝试积极的自我暗示。比如，先做深呼吸，然后对自己大声地说："我是一个好妈妈""我对自己有信心""我有能力做好事情"等。

保持与家人的沟通

坦诚地跟丈夫说出自己的烦恼和苦闷，以及有哪些方面需要支持。这样的沟通每次不要太久，每周最多一次，选择对方情绪平和时进行较好。可以在睡觉前进行，也可以在看电视的时候进行。如果和老人之间有分歧，也可以语气温和但信息明确地提出自己的想法。当孩子2~3岁时，还可以经常开家庭会议，将孩子也纳入沟通的氛围中，这样不但可以促进家人感情，还可以提高孩子的自主决断能力。

多与朋友联系

职场妈妈尤其不能封闭自己，要学习用开放的心态来接纳自己和身边的人。可以定期跟朋友聚会，节假日不忘给朋友发祝福短信或者打电话问候，在朋友有困难时积极伸出援助之手。这样，在自己感到紧张焦虑时，才能很容易地找到倾诉对象，从朋友那里获得许多具体的帮助。

理性看待压力

根据美国心理学家艾利斯的理性情绪理论，职场妈妈们还可以按照自己紧张、焦虑的严重程度将近期五天的压力记录下来，再逐一进行思考：这些压力会给我带来什么样的影响？最坏的结果是什么？把这些最坏的结果预期一一记录下来，过段时间再看这些事情，也许就会发现一切并非想象的那么糟糕，有些烦恼甚至没有发生，这样更能提高自己的勇气和信心。

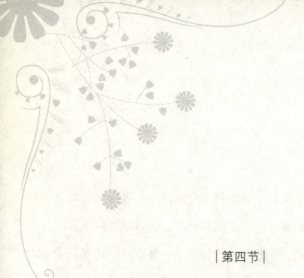

| 第四节 |

在职场中找寻人生的另一个亮点

很多女人在生育后很长一段时间内都迷失了自我。曾经在朋友圈中呼风唤雨，在职场界叱咤风云的精明强干的女人不见了。孩子的降临换来了一个整日围着孩子和灶台转，对着完全听不懂成人语言的孩子叽里咕噜地唠叨着各种幼稚的莫名其妙的话的全职妈妈。至少，在产假的四个月中，妈妈们的生活状态基本如此。没有白天与黑夜的区别，因为夜里也要经常醒来哺乳；没有工作日与周末的区别，因为照顾孩子是没有假期的；更没有了自由的时间和支配自己生活的权利。可以说，新妈妈在这段时间虽然饱尝了孩子给予妈妈的"痛并快乐着"的滋味，但相比于曾经辉煌的职业生涯来说，这无疑是最灰暗的一段时间。所以，对于新妈妈来说，寻找亮点、寻找出口、寻找改变、寻找价值迫在眉睫。

全职妈妈的烦恼

刘斯斯，今年三十岁，是一名瑜伽教练，儿子十五个月。"我原来在美容院工作，上班的时候很忙也很累，偶尔甚至有过辞职的念头。可后来当我真的生完孩子，回归家庭，才发现自己内心深处有着多么强烈的失落感。生活一下子变成另外一副模样，除了带儿子去游乐园，我竟然连小区的大门都不出。"说起当初的境遇，刘斯斯颇多感慨："梳妆台上的瓶瓶罐罐对我来说早已没有用武之地，因为我每天面对的都是同一个观众。况且，就算我突发兴致打扮一番，儿子也会在最短的时间里把我搞得面目全非。周围的朋友越来越少，因为有谁愿意在谈兴正浓的时候突然被孩子的哭声打断呢？有一天我还惊讶地发现，我和老公就只剩下孩子这个唯一的共同话题。"

不能再这样生活下去，刘斯斯为自己定了新的目标。"孩子只是我生命的一部分，我的生命应该还有其他亮点。"凭着从小练舞蹈的功底，刘斯斯现在当了一名瑜伽教练。她认识的朋友越来越多，还学起了日语，生活丰富而充实。由于瑜伽馆离家较近，工作时间又有弹性，她照样能抽出时间照顾孩子。如今的她妩媚而又健康，处处透着活力。刘斯斯最爱逗儿子的一句话是:"妈妈漂亮吗?"而每一次,还不太会说话的小家伙总会仰起小脸,使劲地冲妈妈点点头。

现在的斯斯可以说是事业家庭双丰收了,选择了事业的她丝毫没有损失掉孩子对她的依恋和爱。新妈妈自己有时就是很矛盾,想要事业,不想靠老公吃闲饭,但又不放心把孩子交给其他人照料,更怕失去孩子对自己的依恋。想要做全职妈妈、全职太太,又担心时间久了与社会脱节,与老公没有共同语言,更怕自己陷入无尽的琐事和平凡当中。如此纠结于事业与家庭之间,找不到自己的亮点究竟存在于哪里。

职场妈妈的收获

斯斯的例子,给了新妈妈很大的启发和思考。在斯斯看来,适合自己的职业规划,对于孩子和家庭绝对是一件利大于弊的事情,虽然矛盾和问题依旧会在生活中出现,但工作在恢复新妈妈往日的风采和自信方面给妈妈的所得,要远远大于整日平凡地忙碌于一个小小的生活空间所能带来的,工作中的妈妈的快乐更加多元化。

1. 巧妙解决亏欠宝宝亲密时光的问题——充分利用亲子午餐时间。刘斯斯的工作单位离家很近,所以她每天中午都回家给宝宝哺乳,或者亲自给宝宝做一顿美味营养的辅食,并喂给宝宝吃,直到看着宝宝入睡后才离开。这样的生活使斯斯感觉到踏实而且有被需要的感觉,让她丝毫没有因为工作而感觉到对孩子的亏欠。

2. 要"辣妈"不要"大妈"——当一个漂亮妈妈。不要因为疲惫不堪而忽略了自己的外在形象,适当地化化妆,给自己买一件新衣服,换一个妆容或发型,都能换一种心情。更重要的是不在老公面前做"黄脸婆"。男人都是喜欢新鲜和刺激的,要时常让老公感觉到自己的变化。妻子的变化换来老公的褒奖,老公的褒奖又换来了妻子的心花怒放,夫妻感情的增进,又同时使新妈妈感受到做女人的幸福。

3. 保持青春活力——告别困倦、疲劳、无精打采。新妈妈在日夜照顾宝宝的同时,免不了由于睡眠匮乏和体力的透支而导致自己面容憔悴,身体长期处于亚健康状态。虽然工作并不会减轻新妈妈体力上的负担,但每天不同场景和角色的交替,可以在放松心情和缓解疲惫木讷的大脑上起到一定作用。很多职场妈妈都觉得,上班要比带孩子轻松多了!还有一些新妈妈因为整日照顾宝宝而变得稍有一些抑郁情绪,对周围的新鲜事物不再关注,通过工作,也可以每日在另外一个情景中获得新鲜的信息和仍被社会所需要的满足感。保持青春活力,重要的是心态。

4. **与同事建立适当的情感联系——建立强大的社会支持系统**。女人没必要整日围着老公、孩子、灶台转,女人也应该有自己的社交圈。当家中琐事让新妈妈不胜其烦的时候,可以利用上班午休时间,和要好的同事一起聊聊时尚、聊聊趣事,让自己换一换脑子,也换一种心情。下班回家后能够更加耐心地陪伴孩子玩耍,能够更加热心地去完成各种家务。

5. **懂得取舍——有得必有失,不做贪心的妈妈**。作为新妈妈,你已经不是一个所有时间任你安排、一切活动任你操纵的自由人。你既要照顾好宝宝,又要为家中的经济开支贡献自己的力量。全职妈妈未必能够在心理和生理上给予宝宝最好的照顾,而职场妈妈也未必会因为宝宝的拖累而无心工作;但同理,全职妈妈在收获宝宝全身心依恋的同时也会失去自己的社会价值,而职场妈妈在实现自我价值的同时,也多少会对宝宝有所忽略。站在人生的岔路口,无论做出怎样的选择,都是新妈妈的一次成长。

职场妈妈也"发光"

很多人可能觉得,成为职场妈妈后压力会增加很多。难道有了孩子,工作就一定会受到负面影响吗?当然不是。谁说职场妈妈就比不上年轻员工敬业、吃苦?谁说职场妈妈就比不上元老级员工踏实、老练?职场妈妈有很多自身的优势,是为同事、为领导,甚至是为自己所不知的。

一个女性经历了怀胎十月产下胎儿,身心都会发生巨大的变化,这个变化的过程本身就是一场历练!照顾年幼婴儿的生活经历,同样会对职场妈妈的心态产生积极的影响。社会普遍认为,刚生完小孩的女性全部的心思都在孩子上,领导一般不敢委以重任。如果能换个角度思考这个问题,坦然把自己当作新人,重新焕发起航的斗志,踏实而又不乏激情的工作表现更能够让自己脱颖而出。

产假就是工作过程中难得的一个休息调整期!除了让身心得到一定程度的放松,职场妈妈还可以在复职前为自己的岗位及时充电,做好回归准备。在应对父母、公婆、丈夫甚至保姆等各种人际关系的过程中,梳理自己的不良情绪,更多地与亲朋好友接触,这些都会使职场妈妈获得更好的承受力、更高的责任心、更多的细心、更浓厚的关爱、更充分的同理心。

有了这些成长,回归职场后的妈妈们能更温和地与他人相处,对自己所负责的事情也更加认真仔细;当别人遇到困难挫折更能够体会其中的压力,并且有意愿主动提供力所能及的帮助；对上级领导安排的任务更能合理安排时间，以提高效率避免加班；当自己遇到工作压力时，也会更加平和地去面对。

新妈妈在孕产假期间的积淀，就如同毛虫羽化成蝶的过程。新妈妈在"茧"内休养生息期间，可以抛却一切压力，只为继续踏上新的一段职场路程积蓄能量；而一旦破"茧"而出，当她真正地想在职场上振翅高飞的时候，她必定会在做了充分的准备和积累工作后，再做出成熟的、负有责任的抉择，并会为此而付诸努力。

妈妈的好品质也会"遗传"给宝宝

妈妈努力工作，给家庭、给孩子带来的不仅仅是经济上的收益，从长远来看，对孩子的学习品质和生活价值观都具有正面积极的影响，虽然现在孩子尚小，但影响就是在成长过程中潜移默化的点滴渗透。

让孩子看到妈妈努力的精神

孩子的仿效能力是超强的，而家长就是孩子最好的榜样。家长在生活中养成的良好习惯，尤其是努力、拼搏的精神,是孩子主动学习、主动做家务的良好典范。孩子的心里会想:爸爸妈妈都在努力工作,我也要努力学习!懒散的妈妈养育懒惰的孩子,能干的妈妈养育勤劳的孩子,都属于品质的传承。

让孩子知道钱不是大风吹来的

我有一个可爱的小妹妹,虽然家庭的经济条件还不错,但是她知道这所有的一切,都是父亲没有节假日地开出租车,和母亲早出晚归地做生意赚来的,她很珍惜。有一次,她和小姨到餐厅吃饭,看着小姨手里捧着的菜单,突然冒出一句令人惊讶的话:"小姨,咱们别点这个了,太贵。"吃完饭后,她又说:"小姨,你用我的钱吧,这是我的压岁钱。"随即将手中紧攥着的一百元钱塞给小姨。小妹妹的举动让小姨哭笑不得,既心疼又欣慰。小小年纪的她就已经能够体量大人劳作的辛苦了。

有些稍大一些的孩子很会撒泼耍赖,如果家长不满足他的要求,就会大哭大闹,甚至满地打滚,而他的目的也许只是为了要一个玩具。孩子之所以体会不到家长赚钱的辛苦,是因为家长完全没有把"赚钱辛苦"这个概念传递给孩子。如果从孩子出生开始,妈妈就一直在家里不工作,孩子会认为钱是白来的，并不用付出太大代价就能有的，所以自己想要个玩具都得不到大人的满足，那一定就是爸爸妈妈不爱自己了。而如果妈妈在外努力和辛勤地工作，这样换来的家庭收入在孩子看来是很珍贵的，孩子的无理要求自然会相对减少。

人的价值不是单一的，也许在家庭，也许在社会，也许在职场……作为女人，作为妈妈，在把一部分注意力放在家庭、放在孩子身上的同时，也别忘了自己的理想和自己的人生价值。

| 第五节 |

大家都加班,你走吗

随着社会竞争的日益激烈,想要在职场中占据一席之地,绝非易事。工作量越来越多,工作压力越来越大,而法定的工作时间依旧没变,所以,想在工作时间内完成更多的任务只能加班。朝九晚五、按部就班的工作岗位已经很少了,尤其是在忙碌起来连睡觉和吃饭都成问题的外企。拒绝加班?天方夜谭!

身不由己的职场妈妈

杨洋今年三十一岁,是某外企职员,去年生下宝宝,孩子目前十一个月,她还有一个月时间的哺乳假。杨洋怀孕前任职于大客户服务部,工作非常忙,加班和出差是常事。从

第 五 章

怀孕开始,杨洋就不太愿意出差了,加班也适当减少了,但是随之而来的就是领导的疏远,和同事相处的感觉也不太和谐了,毕竟自己少干活就意味着别人要多干一些,这使得杨洋心里也觉得很过意不去。

杨洋是从四个月产假结束后就开始上班的。回到原岗位工作了没有一个月她就动摇了,常常在全职妈妈和换工作之间纠结,因为从哺乳假结束杨洋就又要回到之前那种天天加班、经常出差的日子,但毕竟她的孩子还很小,很需要妈妈的陪伴和照顾,杨洋自己也觉得目前的状态不太适合这样的工作。她曾想过要做全职妈妈,但是一来她自己个性闲不住,不想在家待得太久,有时候节庆长假在家待长了心里都有点空虚;二来杨洋家一直是公婆给他们看孩子,但是公婆和她的教育理念不太一致,待在一起时间长了怕双方产生矛盾,于是全职妈妈这一想法逐渐搁浅。

近段日子,杨洋到公司上班都是边上班边上网看招聘信息,目标是找一个离家近点的,工作时间正常点的,没什么压力的工作。功夫不负有心人,杨洋还真相中了一家单位,而且还是一家事业单位。经过两轮面试,杨洋感觉对方对自己还挺满意的,但杨洋自己心里却又打起了鼓。因为杨洋没有考过公务员,所以她到这家单位的工作不是属于编制内的,是聘用合同制的。还有就是这家单位工资比较低,与她之前在外企工作的收入相比简直是差之千里,这也是最让她犹豫的原因之一。

现在在外企工作的薪金是税后四千多,有五险一金,但工作繁忙、压力大,经常出差加班,而且公司离家较远,上班路上就需要花费大约一个半小时的时间。而目前新找的事业单位的工作是行政工作,工作时间是朝九晚五,节假日都能照常休息,而且单位离家相对近一些,上班路上大概需要花费四十到五十分钟的时间,但是虽说是事业单位,自己的工作却只是聘用制,税后薪金也就两千多,只有三险一金。

思前想后,杨洋更加拿不定主意了,到底是应该继续现在的工作,还是换到新的单位工作,还是放弃新工作继续寻找更合适的工作呢?眼下忙碌紧张的工作,家常便饭般的加班,杨洋真的有些吃不消。回家面对已经熟睡的孩子,心里更是愧疚万分。可是下班时间没有一个同事离岗,自己就真的能硬着头皮抬屁股潇洒地走吗?一道无解的选择题就这样无情地落在了杨洋的头上。

加班，走？不走？

面对这样的问题，新妈妈们大多分为两派。

走：什么事也大不过孩子的事！都说孩子只有三岁前是属于妈妈的，作为妈妈，更要珍惜孩子稍纵即逝的成长关键期了。再好的工作都可以暂时放下，等孩子长大一些，可以再重新寻找自己的事业。但是孩子的成长是不容错过的，孩子一生中只有这一个时期是如此依恋母亲的，一旦错过就无法重来了。所以，很多妈妈在这些观念的驱使下，毅然决然地选择坚守自己的规则，天大的事都要给孩子让路。

不走：孩子的世界不只有妈妈，同样妈妈的世界也不能只被孩子占据。作为一个时尚的都市妈妈，要孩子也要工作。孩子可以交给老人或者孩子的爸爸帮忙照顾，以防自己临时加班或出差。自己努力工作的动力也是源于能为孩子提供更好的生活环境，有了这个目标，多少会减少一些对于孩子的愧疚。所以，秉持这样的理念，奋不顾身投入职场工作的妈妈们心安理得地应对各种高强度的工作压力。

公说公有理，婆说婆有理，看到这里，你是否更加犹豫了呢？你会选择怎样的生活方式呢？

帮你打消加班犹豫

统筹安排自己的时间

一般妈妈上班后，带宝宝的重担不是落在老人身上就是托给月嫂，但是时尚潮妈们大多认为，时间是可以挤出来的。

除了要尽快提升工作能力，争取更多闲暇时间之外，我们可以把职场上的时间管理理念应用到生活当中，把80%的时间投入到20%最重要的事情当中去。最简单的办法就是列出自己要做的所有事情，用一个表格分成事业、家庭、健康、社交四大类，然后把应该分配的时间填充进去。

另外，我们还可以把照顾宝宝融入日常生活的细节中，譬如逛超市时可以带上宝宝，洗澡时也可以跟宝宝娱乐一下，周末的时候，无论如何都要抽一个下午做亲子时间。不需要一整段的时间来带宝宝，只需要把时间小小地分散开来，这样跟宝宝经常接触，也可以让宝宝感受到母爱。"时间总会有的"，关键要看新妈妈是否能够巧妙利用时间。

保持与宝宝的亲密接触

如果上班离开时间太长了，回家后宝宝会不会不理我？这是很多妈妈担心的大问题。"宝宝越大就越不黏人，生人一抱他就会哭，只认天天照顾他的奶奶。这可让新妈妈哭笑不得了，自己的孩子还不让她抱，要是这样，自己辛辛苦苦生下来的宝宝不理自己了怎么办？"

曾有这样一位新妈妈来到我的咨询室。她叫兰心，今年三十一岁，是做销售工作的，宝宝一岁整。

兰心产后经过一年多的工作和家庭调整，现在也对一切都得心应手了。兰心的宝宝也曾经有一段时间不理她。那时候她接到一个大楼盘的销售项目，就完全把宝宝交给了婆婆照顾，完全把重心放到工作上了。有一天晚上她回来早了，想亲手喂宝宝喝奶粉，谁知道一手接过宝宝的时候，熟睡的他竟然稀里哗啦地哭起来了，把他还给婆婆抱，又马上停止了哭闹。"宝宝都不认我了，我说这冤哪！"

后来兰心参考了一些我给她的建议。比如可以通过一些生活小细节来让宝宝感到妈妈的爱。即使再忙，回到家来可以首先大声地喊一下宝宝的名字，而不是回到家就一个劲地往房间里跑，虽说宝宝有人照顾，但也不能瞧也不瞧一下。宝宝熟悉了声音之后，自然就不会产生太大的抗拒感。如果回来晚了，不能跟宝宝一起吃饭，还可以跟他一起洗澡，和他一起在盆子里唱歌，在宝宝面前唠叨一下。最重要的增进母婴感情的时间就是睡前的一小段时间了，尽量充分利用这段亲子黄金时间，给孩子讲会儿故事、哼个催眠曲，甚至是轻轻拍宝宝入睡，这些都十分有利于增进母婴感情。

给自己一个充分的理由

父母是孩子的榜样和模仿对象，一个在工作中尽职尽责的妈妈，会在潜移默化中影响到孩子的价值观，这对于孩子今后的学习，乃至将来的工作都会产生积极的影响。对于妈妈来说，忙碌工作或加班，最直接的获益和意义在于能够得到更多的薪金报酬，而多添了一个孩子的家庭，经济负担也瞬间加大了，为了不影响有了宝宝后的生活质量，为了给宝宝积攒巨额的教育基金，妈妈们不加班行吗？

总让加班的老板炒掉也罢

如果你是个家庭经济状况较好，上班只是为了挣个零花钱的新妈妈，如果加班或出差真的令你很纠结，那我建议你还是别太苛求自己了，踏踏实实地拒绝加班，安心回家陪孩子吧。

对于职场妈妈来说，最恐怖的事情莫过于加班这件事。加班意味着有限的下班时间被大量剥夺，一旦加班，就意味着跟宝贝互动的时间彻底完了。为了宝贝，职场妈妈要学会对加班说"不"。

拒绝加班是需要动脑筋的。尽管有法律这个护身符,在现实中,职场妈妈也不能因此而有恃无恐,拒绝加班。要根据现实情况,学会委婉地说"不"。

一步一步来

很多妈妈会遇到这样的公司:把加班作为公司文化。在这样的公司里,领导带头加班到很晚,搞得员工加班也成为理所应当的事情。对于这样一个有着可怕传统的公司,拒绝加班要懂得循序渐进。你可以以宝宝的名义,告知老板周末对于一个母亲来说是多么重要,慢慢争取到周末不加班,然后再争取到某一个固定的工作日不加班,最后再每周随机找一天来拒绝……总之,职场妈妈要慢慢给你的领导明确的信息:你不可能随时随地答应他加班的要求。

争取一个帮手

很多时候,你直接表示不加班是很危险的,这个时候要换一种思路,不妨替自己争取一个帮手,你就有了优先走人的机会。毕竟,多少活、用多长时间干你最清楚,而你比新人多出的"母亲"身份,很容易让你在指导完他如何加班之后,先行回家。如果能按时完成任务,领导会对你在加班时的擅自早退睁一只眼闭一只眼的。

不妨请家人配合

遇到加班的时候,可以请家人配合,不断打来催你下班的电话。你可以把音量适当调大,故意让同事听到家里是如何万分紧急,宝贝是如何需要自己。如此几次,你的老板心里也很清楚你的目的。但是此法,也需要根据你的老板和公司的实际情况而相应实施。不是每个领导都这么有容忍度和同情心的。此方法请慎用,关键时刻好用,但忌经常使用。

提前请示当天的工作

一旦你意识到有加班的苗头,你可以先下手为强。你可以下午三四点的时候就去问今天还有什么工作任务,如果你下班前一刻才问,安排的工作通常会导致加班。当然,最好在问之前就说明自己今天不能加班。